MARIHUANA

Todo lo que usted necesita saber

Legislación mundial, usos médicos y recreativos, botánica, contraindicaciones

© Adolfo Pérez Agustí (2018-2023)

MARIHUANA

Todo lo que usted necesita saber

Legislación mundial, usos médicos y recreativos, botánica, contraindicaciones

edicionesmasters@gmail.com

Madrid (Spain)

DESCARGO DE RESPONSABILIDAD:

Este libro se basa esencialmente en los beneficios médicos de la marihuana, aunque también se incide en los efectos perjudiciales. Tenemos muchas investigaciones científicas que son descritas en el libro, algunas muy positivas, pero con ello no queremos alentar al consumo recreativo.

Como escritor de los textos aquí reflejados, quiero dejar constancia que nunca he consumido, cultivado, guardado, ni recomendado, ninguna de las consideradas drogas psicoactivas. No obstante, y una vez dejado bien claro lo expuesto en el párrafo anterior, me declaro intenso defensor del derecho individual de las personas mayores de edad y en posesión de sus facultades psicológicas, de utilizar cualquiera de los miles de plantas medicinales que la naturaleza ha puesto a nuestro alcance.

En una sociedad que permite y publicita el uso de drogas como el alcohol en todas sus variantes, así como del tabaco, sin olvidarnos de los psicofármacos, no existe justificación para limitar el uso de otras drogas.

Adolfo Pérez Agustí

CAPÍTULO 1

JUSTIFICACIÓN

La marihuana, se ha utilizado por sus propiedades medicinales durante miles de años y numerosos restos históricos alrededor del mundo han revelado la importancia del cannabis en la medicina y espiritualidad.

Las primeras referencias escritas sobre el cannabis se encuentran en China, en la obra Chinese Materia Medica, escrita por ShenNung alrededor del año 2800 a. C., uno de los tres "emperadores celestiales" venerados en la cultura china. Mitad emperador y mitad deidad, gobernó China mucho antes de la historia escrita, y documentó 100 enfermedades que respondían adecuadamente al cannabis, incluyendo la gota y el reumatismo. El ejemplar más antiguo que se conoce de este libro data del año 50 a. C.

También se le atribuye la invención de la agricultura, con elementos tan decisivos como el arado, azada e irrigación -así como de la acupuntura y la Medicina Tradicional China. Posiblemente se trate del primer farmacólogo que experimentó y registró los efectos de las plantas sobre la salud. Documentó alrededor de 100 padecimientos diferentes que respondían adecuadamente al cannabis, incluyendo la gota, reumatismo, malaria y algunas enfermedades mentales.

Alrededor del año 200 d. C., un médico chino llamado HuaTuo realizó la primera cirugía con un anestésico -una fórmula llamada

MaFei San, que se traduce como "polvo hervido de cannabis"-, 1600 años antes de que la práctica fuese adoptada en Europa, usando una combinación de vino con polvo de cannabis hervido. HuaTuo está ligado también al desarrollo de las artes marciales chinas con su técnica de los "cinco animales", ciervo, oso, pájaro, mono y tigre, origen del Tai Chi Chuan y otros estilos externos.

Durante miles de años, el cannabis estuvo clasificado entre las 50 plantas esenciales utilizadas en la Medicina Tradicional China. Su relación con la espiritualidad y estados intensos de conciencia, era conocida por los monjes taoístas de la antigua China quienes quemaban cannabis como incienso y lo consumían con ginseng -una combinación que se pensaba abría los centros psíquicos y permitía visualizar el futuro-. Además, el cannabis fue venerado como sagrado en el hinduismo, zoroastrismo y budismo.

La marihuana pues, ha sido una parte fundamental de la civilización humana, representada en pinturas rupestres japonesas antiguas, así como en ritos funerarios chinos y siberianos que datan del 3.000 a. C.

En India, Los Vedas, el texto sagrado, también lo clasificó como una de las cinco plantas sagradas, del mismo modo que lo hicieron los egipcios, persas y griegos. El dios hindú Shiva es conocido como "Señor del bhang", es decir, el Señor del cannabis.

Incluso, se han encontrado referencias del cannabis en textos islámicos, judaicos y cristianos, aunque un error en la traducción parece haber deformado el término en la Biblia a lo largo del tiempo. El término hebreo original "kanehbosm", o cannabis, se menciona en diversas ocasiones en el Antiguo Testamento. En el Éxodo, capítulo 30, Dios instruyó a Moisés sobre cómo hacer un aceite de unción sagrado, entre cuya composición podrían estar la mirra pura, la canela, la casia, el aceite de oliva y…

Según el Mahanirvana –uno de los textos que hablan del tantra "el bhang es consumido para liberarse", y la liberación es el camino hacia la inmortalidad. El Ayurveda indio y los sistemas de medicina UnaniTibbi utilizan el cannabis para aumentar la libido, superar la impotencia y curar diversas enfermedades. Estos sistemas también recurren al opio, a veces en combinación con el cannabis.

Los antiguos egipcios, persas y griegos también utilizaban el cannabis en diversas formas, incluida la medicina y elevación espiritual.

Una pintura del siglo XII hallada en una basílica siciliana también "parece representar a Jesús cerca de una hoja de marihuana". La pintura se titula, "Jesús cura a los ciegos". Lo que resulta muy interesante es que, los estudios científicos modernos han demostrado que el cannabis retarda el deterioro de la retina.

La marihuana fue una medicina botánica popular en los siglos XIX y XX, común en las farmacias de los Estados Unidos durante esa época. Pero en los años 70 del siglo XX, fue declarada como una sustancia controlada en la Lista 1 en los Estados Unidos, una clasificación reservada para las drogas con "alto potencial de abuso" y "uso médico no aprobado".

Tres años después se estableció la Administración para el Control de Drogas para hacer valer las nuevas listas de drogas, y así comenzó la lucha contra el consumo de marihuana. Algunos expertos consideran que su uso debe seguir prohibido, mientras que otros opinan lo contrario y no solamente por cuestiones médicas: la libertad debe imperar.

¿Qué ha ocurrido para que, con el paso de los tiempos, se le considere como una planta prohibida? Básicamente, el comercio y la posibilidad de crear adicción, tal y como ocurre con el tabaco, el alcohol, el azúcar, elementos no prohibitivos.

Hay quienes la consideran como una "panacea", venerada por sus propiedades curativas, en especial para el dolor, pero también como un posible tratamiento contra el cáncer. En vista de su historia como panacea global para todo tipo de males, su clasificación como sustancia controlada es particularmente injustificada.

Si a esto añadimos el hecho de que el cuerpo humano cuenta con un sistema cannabinoide- al parecer nuestra relación con el cannabis se remonta a los albores de la especie humana.

En la actualidad, la marihuana está clasificada como una sustancia controlada categoría 1, una categoría específicamente para las drogas ilícitas más peligrosas, como la heroína, la dietilamida del ácido lisérgico (LSD), y el éxtasis. Con base en Ley de Sustancias Controladas promulgada en 1970, las drogas que pertenecen a este grupo:

•Tienen una elevada posibilidad de causar un abuso de las mismas

•No tienen ningún uso médico aceptado en los Estados Unidos

•Carecen de una aceptación de seguridad bajo supervisión médica.

Resulta descorazonador que algo tan prometedor, como la marihuana, sea demonizado debido a un uso inadecuado y que pudiera tomarse en lugar de un sin número de medicamentos sintéticos.

CAPÍTULO 2

BOTÁNICA

El cannabis es una hierba anual, dioica, que produce flores. Las hojas son palmadamente compuestas o digitadas, con folíolos serrados. El primer par de hojas suele tener un único folleto, y el número aumenta gradualmente hasta un máximo de alrededor de trece folletos por hoja (generalmente siete o nueve), dependiendo de la variedad y las condiciones de crecimiento. En la parte superior de una planta con flores, este número disminuye nuevamente a un solo folleto por hoja. Los pares de hojas inferiores suelen aparecer en una disposición de hojas opuestas y los pares de hojas superiores en una disposición alternativa en el tallo principal de una planta madura.

Hojas

Las hojas tienen un patrón de venación peculiar y de diagnóstico que permite a las personas poco familiarizadas con la planta distinguir una hoja de cannabis de especies no relacionadas que tienen hojas similares confusas. Como es común en las hojas dentadas, cada enderezamiento tiene una vena central que se extiende hasta su punta. Sin embargo, la veta de dentado se origina en la parte inferior de la vena central de la valva, típicamente opuesta a la posición de, no la primera muesca hacia abajo, sino la siguiente muesca. Esto significa que, en su camino desde la nervadura central de la valva hasta el punto de la estriación, la vena que sirve la punta de la dentadura pasa cerca de la muesca intermedia. A veces la vena realmente pasará tangente a la muesca, pero a menudo pasará a una distancia pequeña, y cuando eso sucede, una vena de estímulo (ocasionalmente un par de tales venas esporádicas) se ramifica y se une al margen de la hoja en el punto más profundo de la muesca. Este patrón de venación varía ligeramente entre las variedades, pero en general permite distinguir las hojas de cannabis de hojas superficialmente similares sin dificultad y sin equipo especial. Pequeñas muestras de plantas de cannabis también se pueden identificar con precisión mediante el examen microscópico de las células de la hoja y características similares, pero eso requiere experiencia y equipo especial.

Flores

El cannabis normalmente tiene flores imperfectas, con flores estaminadas "masculinas" y pistiladas "femeninas" en plantas separadas. Sin embargo, no es que las plantas individuales lleven flores masculinas y femeninas. Aunque las plantas monoicas a menudo se denominan "hermafroditas", los hermafroditas verdaderos (que son menos comunes) tienen estructuras estaminadas y pistiladas en las flores individuales, mientras que las plantas monoicas tienen flores masculinas y femeninas en diferentes lugares de la misma planta. Las flores masculinas normalmente nacen en panículas sueltas, y las flores femeninas nacen en racimos.

Cultivar cannabis

Las plantas de marihuana utilizan el proceso de la fotosíntesis para convertir luz en energía y desconocer este proceso puede llevar a utilizar demasiados abonos y fertilizantes.

Es importante, primero, seleccionar la variedad de marihuana a cultivar y el método de cultivo.

Reproducción

La germinación de las semillas de cannabis se desencadena por la oscuridad, la humedad y el calor. Por lo tanto, en ausencia de las condiciones necesarias, pueden almacenarse durante años y posiblemente décadas, aunque esto disminuirá la tasa de germinación. La germinación puede tardar de 12 horas a una semana en ocurrir, a menudo más lento cuanto más tiempo permanecen las semillas dormidas. Cuando se cumplen estas condiciones, la cáscara de la semilla se rompe y emerge una planta viva, con simplemente dos hojas redondas y un único zarcillo de raíz.

Condiciones de crecimiento favorables

Se requiere suelo, a excepción del cannabis cultivado con hidroponía o aeroponía. Los suelos suficientes para el cultivo de nutrientes en macetas generalmente necesitan elementos nutricionales fundamentales, es decir, nitrógeno, fósforo y potasio. Los nutrientes a menudo se proporcionan al suelo a través de fertilizantes, pero dicha práctica requiere precaución.

Este valor se puede ajustar; vea el pH del suelo. Los fertilizantes comerciales (incluso orgánicos) tienden a hacer que el suelo sea más ácido (disminuya su pH).

Calor

El rango óptimo de temperatura diurna para el cannabis es de 24 a 30 °. Las temperaturas superiores a 31 ° C e inferiores a 15.5 ° C, parecen disminuir la potencia del THC y el crecimiento lento. A 13 ° C, la planta sufre un choque leve, aunque algunas cepas soportan la escarcha temporalmente.

Luz

La luz puede ser natural (crecimiento al aire libre) o artificial (cultivo en interiores). Bajo luz artificial, la planta habitualmente permanece bajo un régimen de 16-20 horas de luz y 4-8 horas de oscuridad desde la germinación hasta la floración, aunque la planta puede usar 24 horas completas de luz sin daño. Se ha sugerido que, cuando se lo somete a un régimen de luz constante sin un período oscuro, el cannabis comienza a mostrar signos de disminución de la respuesta fotosintética, falta de vigor y una disminución general del desarrollo vascular. Típicamente, la floración se induce proporcionando al menos 12 horas por día de oscuridad completa. La floración en el cannabis se desencadena por una reacción hormonal dentro de la planta que se inicia por un aumento en la duración de su ciclo oscuro, es decir, la planta necesita suficiente oscuridad prolongada para que comience la floración. Algunas variedades Indica requieren tan solo 8 horas de oscuridad para comenzar a florecer, mientras que algunas variedades Sativa requieren hasta 13 horas.

Agua

La frecuencia y la cantidad de riego están determinadas por muchos factores, que incluyen la temperatura y la luz, la edad, el tamaño y el estadio de crecimiento de la planta y la capacidad del medio para retener el agua. Un signo de problemas de agua es la marchitez de las hojas. Demasiada agua puede matar a las plantas jóvenes de cannabis.

Los aditivos en el agua del grifo pueden reducir el crecimiento de la planta y pueden eliminarse con filtración por ósmosis inversa, pero son caros y producen peores resultados que el agua de pozo o de manantial.

El agua "dura" contiene altos niveles de calcio y magnesio, mientras el agua "blanda" tiene tan pocas sales iónicas que podría obligar a incorporar compuestos de calcio a la solución nutritiva.Cuando añadimos abonos o fertilizantes al agua del grifo, estas sustancias químicas aumentan la conductividad eléctrica del agua, y una mayor concentración de nutrientes en el agua, ocasionará un líquido que conduce más electricidad. Esta conductividad es medible, y su valor muestra cuánto fertilizante hay en el agua.

Sustratos

La gran mayoría de sustratos específicos para el cultivo de cannabis contienen en mayor o menor medida una mezcla de turbas rubia y negra, turba fibrosa, corteza de árbol, fibra de coco, perlita, humus de lombriz entre otros. Cada marca de tierra para cannabis tiene su propia formulación, aunque cabe decir que todas van bien para el cultivo de cannabis.Quienes cultiven en sustrato –sustituyendo al suelo- pueden seguir utilizando agua corriente durante las 2-3 primeras semanas, e incluso las mezclas de sustrato más ligeras tienen cantidades suficientes tanto de macro como de micronutrientes para sostener una planta de marihuana en pañales, hasta al menos el fin de la etapa de plantón y el inicio del crecimiento vegetativo.

Sin embargo, los cultivadores que usen sistemas hidropónicos o coco, necesitarán añadir nutrientes básicos con dosis del 25% desde la siembra, ya que el medio es inerte y no está pre-fertilizado.

Para evitar el exceso de fertilización de las plántulas de marihuana, muchos cultivadores germinan sus semillas en tacos de enraizado ya fertilizados, que sólo necesitan agua normal hasta que las raíces empiezan a asomarse entre el taco, indicando que ha llegado el momento de un trasplante.

El sustrato de coco es el medio para cultivar marihuana en hidroponía que más se parece a la tierra y que más margen de error da al cultivador. Su composición es a base de fibras de coco tratado de diferentes tamaños o granulometrías. A mayor granulometría menor retención de agua, con lo que seca antes y se puede regar más veces al día, consiguiendo una mejor alimentación de las plantas de cannabis.

Nutrientes básicos

Nitrógeno (N), Fósforo (P) y Potasio (K).

Estos nutrientes y minerales fundamentales son los elementos fertilizantes primarios que el cultivador añadirá al riego, siendo secundarios el calcio, magnesio y algunos más.

El N será necesario durante el crecimiento vegetativo, con menores niveles de P y K.

A medida que las plantas alcanzan la etapa de floración, se deberían incrementar progresivamente las concentraciones de P y K, retirando el N poco a poco. Los abonos comercializados suelen ofrecer diferentes formulaciones para su uso específico durante el crecimiento vegetativo y durante la floración.

Fertilizantes

Los nutrientes son tomados del suelo por las raíces y los fertilizantes se agregan cuando los nutrientes del suelo se agotan. Los fertilizantes pueden ser químicos u orgánicos, líquidos o en polvo, y generalmente contienen una mezcla de ingredientes. Los fertilizantes comerciales indican los niveles de NPK (nitrógeno, fósforo y potasio). Durante la etapa vegetativa, el cannabis necesita más N que P y K, mientras que, durante la etapa de floración, P es más esencial que N y K. Se recomienda la presencia de nutrientes secundarios (calcio, magnesio, azufre). Los micro nutrientes (por ejemplo, hierro, boro, cloro, manganeso, cobre, zinc, molibdeno) raramente se manifiestan como deficiencias.

Debido a que las necesidades de nutrientes del cannabis varían ampliamente según la variedad, generalmente se determinan por ensayo y error y los fertilizantes se aplican con moderación para evitar quemar la planta.

Suplementos

Los hongos y microorganismos beneficiosos como la micorriza, se pueden añadir al medio de cultivo para incentivar el desarrollo de un sistema radicular sano, y por poco dinero. Se trata de la simbiosis entre un hongo (mycos) y las raíces (rhizos) de una planta, mediante la cual la planta recibe del hongo principalmente nutrientes minerales y agua, y el hongo obtiene de la planta hidratos de carbono y vitaminas que es incapaz de sintetizar. Con ello, en cuanto la semilla de cannabis germina, tendrá estímulos para enraizar bien, porque la micorriza forma una relación simbiótica con el sistema radicular.

Las enzimas son quizá el suplemento más importante a incorporar durante el crecimiento vegetativo y la fase de floración. Estos catalizadores son muy eficaces para sacar el máximo partido al potencial de las plantas de marihuana.

Las enzimas que venden para el cultivo son de la clase "celulasas", que actúan sobre la celulosa produciendo azucares más sencillos. Estas enzimas de cultivo provienen de hongos presentes naturalmente en los suelos, aunque también se hace industrialmente con hongos que se reproducen y segregan las enzimas que descomponen la celulosa. Posteriormente, las enzimas se separan, se diluyen y se embotellan.

Además, las enzimas ayudan al sistema radicular a desarrollarse y facilitan la absorción de macro y micronutrientes.

El **silicio** líquido es otro suplemento crítico para el cannabis, especialmente para cultivadores hidropónicos. Hay que añadir una pequeña dosis de silicio cada semana durante todo el ciclo de vida de tu planta, con el fin de prevenir las molestas plagas y patógenos.

El silicio también fortalece las paredes celulares y es la mejor forma de robustecer una planta de cannabis y que sean menos susceptibles a enfermedades y a que se pudran los cogollos.

La **melaza** orgánica o en su defecto el azúcar moreno integral, se pueden adquirir por poco dinero en casi cualquier supermercado, y en realidad son grandes suplementos para el cannabis, ricos en micronutrientes. Se pone media taza de melaza en un barril de 100 litros, antes de añadir el humus de lombriz o compost. Se deja reposar unas horas y pronto los microorganismos comienzan a reproducirse hasta el punto de triplicar su población, o incluso más, dependiendo de la cantidad de alimento disponible. Sin embargo, no son una opción para los sistemas hidropónicos, porque seguramente acabarían atascándose.

La melaza es realmente eficaz en los últimos momentos de la floración, para mejorar la producción de resina y garantizar cogollos con un sabor más intenso.

Germinación

La germinación es el proceso en el cual las semillas brotan y la raíz emerge. En el cannabis ocurre entre 12 horas a 8 días. El calor, la oscuridad y la humedad, inician procesos metabólicos como la activación de hormonas que desencadenan la expansión del embrión dentro de la semilla. Luego, la cubierta de la semilla se abre y emerge una pequeña raíz embrionaria que comienza a crecer hacia abajo (debido al gravitropismo), si se coloca en un medio de crecimiento apropiado. Pronto (después de 2-4 días) la raíz se ancla y surgen dos hojas embrionarias circulares (cotiledones) en busca de luz, y los restos de la cáscara de la semilla son empujados. Esto marca el comienzo de la etapa de plántula.

La germinación se inicia empapando las semillas entre toallas de papel mojadas, en una taza de agua a temperatura ambiente, en gránulos de turba húmeda o directamente en tierra para macetas. Los gránulos de turba a menudo se usan como medio de germinación, porque los gránulos saturados con sus plántulas se pueden plantar directamente en el medio de crecimiento deseado con un mínimo de impacto para la planta.

Fase de plántula

La etapa de la plántula comienza cuando el recubrimiento de la semilla se abre y expone la raíz y alrededor de las "hojas de la semilla" o cotiledones. Tiene una duración de 1 a 4 semanas y es el período de mayor vulnerabilidad en el ciclo de vida de la planta, que requiere niveles de humedad moderados, intensidad de luz media a alta y humedad del suelo adecuada, pero no excesiva. La mayoría de los cultivadores de interior usan luces fluorescentes compactas o fluorescentes T5 durante esta etapa, ya que producen poco calor. Las luces HPS y MH producen grandes cantidades de calor radiante y aumentan la tasa de transpiración en la planta, lo que puede resecar rápidamente las plántulas con sus pequeños sistemas de raíces.

La planta comenzará naturalmente a desarrollar características sexuales identificables en esta etapa después de 4 a 6 semanas, pero algunos productores acelerarán esto cambiando a un período de luz de 12/12 horas para inducir la floración y, una vez que se determine el sexo y se eliminen las plantas masculinas, devolviendo las plantas a la etapa de vegetación con un período de luz de 6 horas. Sin embargo, forzar a una planta a florecer y luego volver a la etapa vegetativa agrega un tiempo de crecimiento adicional significativo y se ha demostrado que produce rendimientos más bajos y reduce las potencias en un factor de 2 a 3. Es mejor tomar una clonación de cada plántula, enraizarla y forzar la floración en un área de crecimiento separada.

Fase vegetativa

Duración: 1-2 meses en interiores. En esta etapa, la planta necesita una cantidad significativa de luz y nutrientes, dependiendo de la genética de la planta en particular. Continúa creciendo verticalmente y produce nuevas hojas. El sexo comienza a revelarse, lo que es una señal de que comienza la siguiente etapa. Al mismo tiempo, el sistema de raíces se expande hacia abajo en busca de más agua y alimentos. Algunas cepas recientemente desarrolladas (híbridos de auto-floración), omiten la etapa vegetativa y pasan directamente de la plántula a la pre-floración.

Cuando la planta posee siete conjuntos de hojas verdaderas y la octava es apenas visible en el centro de la punta de crecimiento, o dispara el meristemo apical (SAM), la planta ha entrado en la fase vegetativa de crecimiento. Durante la fase vegetativa, la planta dirige sus recursos energéticos principalmente al crecimiento de hojas, tallos y raíces. Se requiere un fuerte sistema de raíces para un fuerte desarrollo floral. Una planta necesita 1 o 2 meses para madurar antes de florecer. La planta está lista cuando ha revelado su sexo y el tamaño es un buen indicador. Las hembras tienden a ser más cortas y ramificadas debido a su tipo de inflorescencia de racimo que los machos, cuyas flores crecen en panículas. Los machos tienden a tener menos hojas cerca de la parte superior y las hembras tienen más hojas que rodean las flores.Los machos generalmente se sacrifican cuando se los identifica, de modo que las hembras no se polinizan, lo que produce brotes "sin semilla".

Durante la fase vegetativa, los cultivadores generalmente emplean un fotoperíodo de 18 a 24 horas porque las plantas crecen más rápidamente si reciben más luz, aunque se requiere un período más cálido y fresco para una salud óptima. Aunque no se requiere un período oscuro, existe un debate entre los cultivadores sobre si un período oscuro es beneficioso, y muchos lo continúan empleando. El ahorro de energía a menudo respalda el uso de un período oscuro, ya que las plantas experimentan un declive tardío y, por lo tanto, la iluminación durante las últimas horas de la noche es menos efectiva.

La cantidad de tiempo para cultivar una planta de cannabis en el interior en la etapa vegetativa depende del tamaño de la flor, la luz utilizada, el tamaño del espacio y la cantidad de plantas destinadas a florecer a la vez, y qué tan grande se pone la tensión en la planta, "el estiramiento" (es decir, las primeras dos semanas de floración).

Los cultivadores de cannabis emplean fertilizantes con alto contenido de N (nitrógeno) y K (potasio) durante la etapa vegetativa, así como un fertilizante de micronutrientes completo. La fuerza del fertilizante se incrementa gradualmente a medida que las plantas crecen y se vuelven más resistentes.

La modificación del hábito de crecimiento de una planta se llama entrenamiento. Los cultivadores de interior emplean muchas técnicas de entrenamiento para alentar plantas más cortas y un crecimiento más denso del dosel. Por ejemplo, a menos que el cultivo sea demasiado grande para podarlo extensivamente, los cultivadores eliminan los brotes adventicios de crecimiento, a menudo llamados retoños, que están cerca del fondo de la planta y/o reciben poca luz y producen cogollos de mala calidad.

Cubierta

El desmoche es la eliminación de la parte superior del meristemo apical (tallo central dominante), llamado ápice o brote terminal, para transferir la dominancia apical (la tendencia del ápice a crecer más rápidamente que el resto de la planta) a los brotes que emanan de los dos nodos inmediatamente debajo del corte de poda. Este proceso puede repetirse en uno o en los dos nuevos meristemos, cuando se vuelven apicalmente dominantes, con los mismos resultados. Este proceso en realidad puede repetirse casi infinitamente, pero la sobre-difusión de la dominancia apical produce brotes más pequeños y de menor calidad, por lo que generalmente no se realiza más que unas pocas veces. El desmoche también causa un crecimiento más rápido de todas las ramas debajo del corte, mientras que la planta sana.

Ratería

El pellizco (también llamado súper cultivo) es similar al topping, ya que hace que las ramas más bajas crezcan más rápidamente, pero el meristemo apical mantiene la dominancia apical, que es especialmente útil si la planta ya ha sido superada. El pellizco se realiza pellizcando firmemente el (los) meristema (s) apical (es) para dañar sustancialmente las células vasculares y estructurales, pero sin romper totalmente el tallo. Esto hace que los miembros inferiores crezcan más rápidamente mientras que el tejido pellizcado cicatriza, después de lo cual el tallo retoma el dominio apical.

LST'ing

LST significa Low Stress Training y es otra forma de supercropping, muchas veces denominado supercultivo LST. Esta técnica implica doblar y atar las ramas de las plantas para manipular la planta en una forma de crecimiento más preferida. Este método de entrenamiento funciona muy bien para los cultivadores de interior que necesitan iluminar sus plantas usando luces de techo. Dado que la intensidad de la luz disminuye enormemente con la distancia incrementada (ley del cuadrado inverso), LST puede usarse para mantener todas las puntas de crecimiento (meristemas) a la misma distancia de la luz y puede lograr una exposición a la luz óptima. LST se puede usar junto con el relleno, ya que el acabado aumenta el crecimiento axial (brotes laterales). El topping a menudo se realiza unas semanas antes de comenzar LST'ing. El entrenamiento funciona cambiando la distribución de hormonas, más específicamente Auxins, en la planta. LST'ing se asemeja al entrenamiento de las vides de uva en sus redes de soporte. Los jardineros al aire libre también emplean técnicas de entrenamiento para evitar que sus plantas se vuelvan demasiado verticales.

Fase de pre-floración

También se llama estiramiento, esto lleva de un día a dos semanas. La mayoría de las plantas pasan 10-14 días en este período después de cambiar el ciclo de luz a 12 horas de oscuridad. El desarrollo de la planta aumenta drásticamente, con la planta doblando o más en tamaño. La producción de más ramas y nódulos ocurre durante esta etapa, a medida que crece la estructura para la floración. La planta comienza a desarrollar brácteas / bractéolas donde las ramas se encuentran con el tallo (nódulos). La pre-floración indica que la planta está lista para florecer.

Fase de floración

La fase de floración varía de aproximadamente 6 a 22 semanas para indicas puras con su tiempo de floración más corto que las sativas puras. Las variedades mixtas indica / sativa tienen un tiempo de floración intermedio. El sexo se revela claramente en la primera fase de floración. Los machos producen pequeñas flores esféricas agrupadas como uvas llamadas panículas. La mayoría de las plantas (excepto las cepas autoflorecientes que florecen independientemente del fotoperíodo) comienzan a florecer bajo luz decreciente. En la naturaleza, las plantas de cannabis perciben el inminente invierno mientras la Tierra gira alrededor del Sol y la luz del día se reduce en duración (véase también la temporada). Si las hembras no son polinizadas (fertilizadas con polen masculino), comienzan a producir yemas que contienen glándulas de resina blancas o tricomas pegajosas en un intento final de polinización por polen masculino transportado por el viento. Los tricomas producen resinas que contienen las mayores cantidades de THC y CBD, las dos principales sustancias psicoactivas. Las hembras fecundadas continúan produciendo tricomas resinosos, pero la producción de semillas consume más energía vegetal, que puede ser la mitad de la masa de una bráctea fertilizada; por lo tanto, para maximizar la resina por gramo, se prefiere el cultivo infértil.

La inflorescencia que no produce semillas se llama sin semilla y es especialmente importante para los usuarios médicos, para minimizar la cantidad de cannabis que deben consumir para obtener alivio. Por lo general, se considera que el cannabis con semillas es de calidad inferior y / o se cultiva con una técnica inferior.

El cannabis cultivado se induce a la floración al disminuir su fotoperíodo al menos 10 horas de oscuridad por día. Para iniciar una respuesta de floración, el número de horas de oscuridad debe exceder un punto crítico. En general, cuantas más horas de oscuridad hay cada día, más corto es el período de floración general, pero menor es el rendimiento. Por el contrario, cuantas menos horas de oscuridad haya cada día, mayor será el período de floración general y mayor será el rendimiento. Tradicionalmente, la mayoría de los productores cambian el ciclo de iluminación de sus plantas a 12 horas y 12 horas de descanso, ya que funciona como un medio feliz al que la mayoría de las cepas responden bien. Este cambio en el fotoperíodo imita el ciclo natural al aire libre de la planta, con hasta 18 horas de luz por día en verano y hasta menos de 12 horas de luz en otoño e invierno. Algunas cepas "semi-autoflorecientes" que se han criado exclusivamente para uso al aire libre, especialmente en climas al aire libre como el del Reino Unido, comenzarán a florecer con hasta 16-17 horas de luz por día. Por lo general, pueden comenzar a florecer en julio y terminar mucho antes que otras cepas, especialmente aquellas que no se han criado como cepas al aire libre. Las cepas semiautoflorales se pueden cosechar antes de que el clima en las latitudes septentrionales se vuelva muy húmedo y frío (generalmente en octubre), mientras que otras cepas están acabando de florecer y pueden sufrir de botritis (moho gris) causada por el clima húmedo. Alternativamente, los productores pueden inducir artificialmente el período de floración durante los meses más cálidos oscureciendo las plantas durante 12 horas al día, por ejemplo, cubriendo las plantas con plástico negro, que excluye toda la luz durante este período para que la planta pueda florecer incluso durante días largos.

Aunque la hormona de la floración en la mayoría de las plantas (incluido el cannabis) está presente durante todas las fases de crecimiento, se inhibe por la exposición a la luz. Para inducir la floración, la planta debe estar sujeta a al menos 8 horas de oscuridad por día; este número es muy específico de cepa y la mayoría de los productores usan 12 horas de oscuridad.

Las flores de ciertas plantas (por ejemplo, el cannabis) se llaman bract / bracteole, y son la parte más preciada de la planta. Durante el período tardío, las brácteas / bractéolas son fácilmente visibles a simple vista. El desarrollo comienza aproximadamente de 1 a 2 semanas después de que se reduce el fotoperíodo. En las primeras semanas de floración, una planta generalmente duplica su tamaño y puede triplicarse. El desarrollo termina alrededor de 5 semanas de floración y es seguido por un período de "hinchazón" de brácteas / bractéolas. Durante este tiempo, los brotes aumentan considerablemente en peso y tamaño.

Fertilización foliar

La fertilización foliar es una práctica común de suministrar nutrientes a las plantas a través de su follaje. Se trata de rociar fertilizantes disueltos en agua directamente sobre las hojas. La marihuana también puede absorber nutrientes a través de sus hojas y la fertilización foliar es una opción perfectamente válida, hasta que la planta empieza a desarrollar cogollos.

La mejor época para administrar abonos foliares es en las dos primeras horas del ciclo de luz para evitar que las hojas húmedas se quemen con los rayos del sol. De hecho, lo mejor sería pulverizar la parte inferior de las hojas en la medida de lo posible, evitando así encharcar las plantas y crear mohos.

Hasta la tercera semana de floración, se puede practicar y si el calor es excesivo podría convertirse en la solución ideal. Es aconsejable interrumpir la fertilización foliar a mitad de floración, ya que la humedad y las flores puede ocasionar la aparición de hongos.

Potenciadores de floración

Respecto a los estimulantes o potenciadores de la floración, el cultivador tendrá que acertar con su decisión. Algunas cepas responden muy bien a alguna marca de potenciador de floración concreto y no tan bien con el producto de su competidor. Otras variedades ni siquiera necesitan estos productos en absoluto.

A medida que te familiarizas con las diferentes variedades de cannabis y adquieres más experiencia de cultivo mediante la experimentación, podrás decidir qué producto se ajusta mejor a tus necesidades. Demasiado de cualquier cosa, y un exceso de P y K, quemará los cogollos en lugar de potenciar la producción.

Lavar las raíces

Hay que lavar las raíces antes de cortarla con agua limpia o una pequeña dosis de solución durante al menos una semana y se hace simplemente con agua. Este sistema permite eliminar los nutrientes y minerales usados durante el crecimiento que aún están presentes en la planta, afectando a la manera en la que se quema. Hay que realizarlo normalmente dos semanas antes de la cosecha.

Marihuana macho y hembra

Las plantas de marihuana son principalmente macho o hembra, aunque también pueden ser hermafroditas. El cannabis es una planta dioica, es decir, tanto machos como hembra producen flores.

Cada sexo tiene diferentes características que permiten que los cultivadores las distingan. Es importante saber cómo identificar cada género en función del resultado que se busque, ya sean grandes cogollos resinosos o semillas y su potencial reproductivo.

Las plantas de marihuana comienzan a mostrar rasgos de género en las dos primeras semanas de su período de floración, y alcanzan su madurez sexual seis u ocho semanas después de la germinación. En ese momento, la identidad de cada sexo será visible en los entrenudos de las ramas.

Las variedades Indicas y Sativas puras comienzan a florecer cuando las noches empiezan a alargarse, o se acorta el fotoperiodo. Si una planta tiene genes autoflorecientes, el tiempo será el factor determinante, en lugar de la luz.

Plantas de marihuana hembra

Las plantas de marihuana hembra son las que prefieren la mayoría de cultivadores que buscan cogollos grandes y jugosos para fumar, preparar medicamentos o vender. Esto es debido a que las flores hembras están recubiertas de una gruesa capa de resina rica en cannabinoides, que es lo que determina su potencial medicinal o recreativo. Esta resina es producida por unas glándulas en forma de hongos llamadas tricomas, que son fábricas de cannabinoides.

Una vez fertilizada, la planta hembra desarrollará semillas, garantizando así la supervivencia de la especie y proporcionando a los cultivadores la posibilidad del cultivo y la cría.

A las flores hembra sin fertilizar se les llama "sinsemilla", una variedad de cannabis con una concentración especialmente alta de agentes narcóticos. Una forma segura de saber si una planta es hembra o no, es fijándose en la apariencia de sus órganos sexuales, los pistilos que empiezan a aparecer en los entrenudos, las zonas en que las ramas se unen con el tallo principal, en torno a la semana o semana y media de la fase de floración. En esta etapa, las flores femeninas producen unos pequeños cálices con forma de lágrima que con el tiempo crecen y se transforman en lo que conocemos como cogollos.

Plantas de marihuana macho

Las plantas macho desempeñan un papel fundamental en la transferencia genética de la marihuana. Las flores de esta variedad producen unos racimos en forma de campana conocidos como sacos de polen, que cuelgan al estilo de testículos botánicos.

Las plantas de marihuana macho empiezan a mostrar sus sacos de polen a comienzos de la etapa de floración, poniendo de manifiesto el género al que pertenecen. El polen se libera para fertilizar a las plantas hembra y propagar los genes de la planta macho.

Aunque no tan llenas como las plantas y flores hembra, las flores macho contienen un nivel decente de cannabinoides, y pueden ser bastante potentes. Las plantas macho tienen sus glándulas productoras de resina en los sépalos, anteras y pequeñas hojas superiores.

También producen cantidades importantes de terpenos, las moléculas responsables del sabor y aroma individual de cada planta, y que poseen enormes beneficios terapéuticos.

Formas triturar Marihuana

Lo ideal sería un molinillo o un grinder, pero pruebe con:

Las manos

Se desmenuzan poniéndolas en forma de cuenco y con la otra se pela y desgranan los cogollos. La resina que se desprende formada por tricomas, con altas concentraciones de THC, puede recuperarse frotándola contra los cogollos.

Con tijeras y un vaso pequeño

Se colocan las hierbas en el vaso y se cortan con las tijeras, lo que produce una hierba muy uniforme.

Con cuchillo y tabla de pelar

Como un buen cocinero, se ponen las hierbas en la tabla bien limpia de aromas y a cortar.

Una moneda y un recipiente con tapadera

Pon una o varias monedas dentro de un recipiente, cierra la tapa y sacúdelo bien.

Con un molinillo

Si hay grandes cantidades de hierba, el molinillo eléctrico sigue siendo una buena opción. Luego, recuerda recoger la resina acumulada, lavar y secar bien el molinillo.

Con un mortero

Este método tradicional requiere que anteriormente se haya desmenuzado un poco los cogollos. Permite dejar una consistencia adecuada y controlada.

Un rallador

El mismo que se utiliza para rayar ajos servirá, aunque hay que procurar que sea de calidad y esté bien limpio.

Una batidora

Para cantidades grandes es muy adecuada, pues sus afiladas hojas pueden con todo se obtendrá un producto consistente.

CAPÍTULO 3

COMPOSICIÓN

La planta de marihuana contiene más de 60 cannabinoides diferentes. Dos de los principales son el CBD y THC. Los cannabinoides interactúan con el cuerpo por medio de receptores de cannabinoides que se encuentran naturalmente integrados en las membranas celulares de todo el cuerpo

El cuerpo humano está especialmente equipado para responder a estos compuestos químicos. Los dos principales son el cannabidiol (CBD) y el tetrahidrocannabinol (THC), este último el componente psicoactivo.

Hay receptores cannabinoides en el cerebro, pulmones, hígado, riñones, sistema inmunológico y otros; las propiedades terapéuticas (y psicoactivas) de la marihuana se producen cuando un cannabinoide activa un receptor cannabinoide. Además, el cuerpo cuenta con endocannabinoides naturales similares al THC, que estimulan a los receptores cannabinoides y generan diversos procesos fisiológicos significativos. Por lo tanto, el cuerpo está diseñado para responder a los cannabinoides por medio de este sistema único de receptores cannabinoides.

El Sistema Endocannabinoide

En total, hay alrededor de 60 diferentes cannabinoides en la planta de cannabis; y en términos medicinales, se utilizan varios de ellos. También, producimos cannabinoides dentro del propio cuerpo. Hasta el momento, se han identificado dos cannabinoidesimportantes, y estos se han estudiado desde principios de los años '90s.

El sistema endocannabinoide fue descrito por primera vez en un artículo científico en "TheJournal of Science", en 1992. El rol principal del sistema endocannabinoide -que libera cannabinoides humanos, que interactúan con los receptores encontrados en prácticamente todos los tejidos del cuerpo- es equilibrar (homeostasis) a los tejidos y sistemas biológicos.

Básicamente, el sistema endocannabinoide desempeña un rol clave en regular el cuerpo humano. Por ejemplo, hay receptores endocannabinoides en el sistema nervioso, donde los cannabinoides son fabricados localmente, en función de la demanda.

Por ejemplo, si la célula nerviosa receptora es estimulada excesivamente, termina con una convulsión. Las convulsiones se deben a una actividad eléctrica incontrolada en las neuronas. Es un estado sobreestimulado.

El receptor endocannabinoide detecta esta sobreestimulación, y a petición, hace que los cannabinoides humanos disminuyan los impulsos enviados, lo que, de esta manera, equilibra el sistema.

Al reequilibrar a los tejidos, los cannabinoides podrían reducir el dolor, la estimulación nerviosa que causa convulsiones y espasmos musculares. También, le ayudan a relajarse y mejorar el sueño.

El sistema endocannabinoide es un sistema sumamente esencial. La razón por la que la marihuana puede hacer tantas cosas diferentes, es totalmente lógica. Afecta a la mente, emociones, y al cuerpo en múltiples niveles. Eso hacen tanto THC, como CBD. Este último tiene múltiples objetivos en el cuerpo. El sistema parece muy complejo, existen múltiples receptores.

Cepas

Hay una amplia variedad de cepas de marihuana, conocidas por sus propiedades tranquilizantes, inductoras del sueño y relajantes, conocidas colectivamente como "indicas". Las cepas de Indicas no inducirán ansiedad. Son relajantes y reducen el estrés.

Las sativas son muy estimulantes y energizantes, y en ese sentido, se asemejan a la cafeína. Aunque son útiles para abordar la ansiedad y la depresión, las sativas podrían producir paranoia y llevar al límite, especialmente en las personas que padecen un trastorno de estrés postraumático (PTSD). La selección de la cepa es muy importante al abordar el espectro psicológico.

Cepa sativa y Cepa indica, generalmente crecen altas (algunas variedades alcanzan 4 m) y sus hembras comienzan la producción de flores ricas en tetrahidrocannabinol (THC) (hasta 29% en peso) a medida que la temporada cambia de verano a otoño.

Componentes activos

Las plantas de cannabis contienen una serie de compuestos específicos diferentes en diversas proporciones. El cannabis contiene más de 460 compuestos; al menos 80 de estos son cannabinoides, compuestos químicos que interactúan con los receptores de cannabinoides en el cerebro.

El cannabinoide más psicoactivo que se encuentra en la planta de cannabis es el tetrahidrocannabinol (o delta-9-tetrahidrocannabinol), comúnmente conocido como THC.

CBD

CBD o cannabidiol es otro compuesto en la marihuana que no es psicoactivo y se cree que es responsable de la mayoría de los beneficios médicos. Hay un medicamento, el Epidiolex, un extracto de aceite de CBD que se está sometiendo a ensayos clínicos para la epilepsia.

Se han realizado más investigaciones sobre el compuesto CBD. Se le atribuyen propiedades como antiinflamatorio, anticonvulsivo, antioxidante, neuroprotector y ansiolítico, antipsicótico y antiemético, pudiéndose aplicar en la enfermedad de Huntington, Parkinson, Alzheimer, hipoxia fetal y otras afecciones neurodegenerativas, así como en los trastornos del movimiento.

No se sabe cómo actúa CBD, aunque lo hace de una manera diferente a THC. Hay mucho que investigar. Pero este es un sistema muy abundante, y está muy involucrado en nuestros otros sistemas corporales, porque realmente podría funcionar a través de este sistema natural y hacer tantas cosas, sin ser tóxico.

Como se mencionó anteriormente, CBD no tiene actividad psicoactiva, y tiene una larga lista de usos medicinales. Es un excelente relajante muscular, alivia los espasmos y el dolor. Para utilizarlo de esta manera, podría aplicarlo tópicamente, aunque las versiones comestibles tienden a proporcionar la más profunda y más duradera relajación y alivio del dolor.

Sabemos que muchos analgésicos son dañinos para el estómago, y el intestino, pero el cannabis no lastima el intestino. Ayuda a sanarlo. Las personas se sienten tan aliviadas... No hay nada más que haga eso. No daña los órganos, ni el hígado, ni los riñones.

Los productos de marihuana medicinal están disponibles con una amplia gama de concentraciones de THC y CBD.

CB1 y CB2

Estos receptores también son comunes en los animales y fueron encontrados en mamíferos, aves, peces y reptiles. Actualmente hay dos tipos conocidos de receptores: el CB1 y el CB2. Los del tipo 1 han sido encontrados en el cerebro, específicamente en los ganglios basales y en el sistema límbico, aunque también en el cerebelo y en los sistemas de reproducción de machos y hembras. El hecho de que no estén presentes en el tallo cerebral responsable de las funciones cardiovasculares y respiratorias, hace que no supongan peligro para estas funciones tan vitales. Sin embargo, son responsables de la euforia y de los efectos anticonvulsivos.

Los receptores tipo 2 se encuentran casi exclusivamente en el sistema inmunitario, con una gran cantidad en el bazo y se les considera responsables de la acción antiinflamatoria.

Además, ambos receptores desempeñan un rol crucial en otros procesos corporales, como la regulación metabólica, dolor, ansiedad, desarrollo óseo y función inmunológica.

Terpenos

Además de los cannabinoides, hay un conjunto completo de compuestos en el cannabis, llamado terpenos -los mismos compuestos que se encuentran en los aceites esenciales- que le proporcionan su color y olor únicos a cada variedad de marihuana.

Algunas cepas huelen a limón. Otras cepas son de color morado, y huelen de forma simular a la lavanda. De hecho, el mismo terpeno que se encuentra en la lavanda, linalool, que le provee a la lavanda su potencial calmante y relajante, también se encuentra en muchas cepas de marihuana.

THC

THC o tetrahidrocannabinolis, es el compuesto psicoactivo en la marihuana y el responsable de la sensación de "bienestar" del consumidor. Hay dos drogas artificiales llamadas Dromabinol y Nabilone que son formas sintéticas de THC. Ambas están aprobadas por la FDA para prevenir las náuseas y los vómitos en personas que reciben quimioterapia.

El Nabiximols (Sativex) es un extracto de planta específico con una proporción igual de THC y está aprobado como medicamento en el Reino Unido y en otras partes de Europa para el tratamiento de esclerosis múltiple, la espasticidad, el dolor neuropático, la vejiga hiperactiva y otras indicaciones.

La opinión de los expertos indica que 10 mg de THC deben considerarse "de una sola dosis" y que una persona nueva en la marihuana medicinal debe inhalar o no consumir más hasta que conozca su respuesta individual.

Otro punto a destacar es que cuando la planta no es calentada; es decir, que no está procesada, en realidad no tiene presencia de THC en ella. Esa es otra de sus notables propiedades. La planta produce ácido THC (THCA) y CBDA. Así que cuando la consume sin procesar, obtiene THCA, no THC, que alivia el dolor y los espasmos. THCA es un agente sinérgico, pero no tiene la psicoactividad asociada con THC.

Esto significa que podría consumir marihuana sin procesar y obtener beneficios para la salud sin la acción de psicoactividad. Un sin número de médicos se han convertido en defensores del uso de cannabinoides sin procesar, como suplementos alimenticios.

La clave es no calentar la planta.

THC es famoso por solucionar las náuseas asociadas con la quimioterapia. En la actualidad, realmente no hay nada que un médico pueda prescribir para las náuseas, que sea tan efectivo como THC. También, ayuda a mejorar la función digestiva. Por esta razón, THC es particularmente valioso para atender trastornos digestivos, tales como la colitis y la enfermedad inflamatoria intestinal (IBD).

El estrés postraumático es muy difícil de tratar. Los pacientes que padecen PSTSD –los veteranos de guerra- constituyen una enorme población. Observamos a muchos de los veteranos que habían estado en el extranjero. No solo tienen muchas lesiones físicas, sino que también tienen lesiones psicológicas. Podrían beneficiarse en gran medida al elegir las cepas correctas y ser capaces de obtener el beneficio de la propiedad muy bien conocida de THC, que produce olvido.

THC es conocido por ralentizar la mente. No puede dejar de pensar en las cosas que tal vez iba a hacer. Para muchas personas, en muchos entornos, eso sería un efecto secundario no deseado. Pero cuando padece estrés postraumático y tiene pensamientos intrusivos, ralentizar la mente -al igual que a esos pensamientos y pesadillas que simplemente no son superados- es una gran bendición. En el estrés postraumático, vemos muchos buenos resultados.

Se ha demostrado que el cannabis ayuda al glaucoma a través de disminuir la presión intraocular.

El Virus de Inmunodeficiencia Humana (HIV) y el cáncer son otras indicaciones para su uso, ya que el cannabis ayuda con el sueño, náuseas, dolor y apoyo inmunológico, y tiene actividad antitumoral.

CAPÍTULO 4

CÁÑAMO

El cáñamo y la marihuana provienen de la misma especie y planta, Cannabis sativa; sin embargo, hay notables diferencias entre las dos plantas y aunque ambas contienen el cannabidiol (CBD), que tiene propiedades medicinales, la cantidad de CBD, difiere ampliamente entre los dos.

Otra diferencia que parece ser de relevancia en cuestión de utilidad como medicina, se relaciona con las diferencias en el perfil del terpeno. El cáñamo contiene muy poco de estos valiosos compuestos medicinales.

Composición

En la marihuana se encuentra el contenido de tetrahydrocannabinol (THC), una sustancia psicoactiva; la molécula que lo hace sentir «drogado». (Aunque el cannabidiol (CBD) también tiene ciertas propiedades psicoactivas, no produce la sensación de estar drogado). Por definición legal, el cáñamo no puede contener más de 0.3 por ciento de tetrahydrocannabinol (THC). En resumen:

El cáñamo tiene menos valor para uso medicinal, ya que sólo contiene cerca de 4 por ciento CBD, y carece de muchos de los flavonoides y terpenos medicinales.

También, contiene menos de 0.3 por ciento de THC, lo que significa que no puede provocar la sensación de estar drogado. Aunque el cáñamo no tiene los mismos usos medicinales que la marihuana, sí tiene un excelente valor nutricional que puede mejorar la salud.

Si hubiera todavía alguna duda acerca de si el cáñamo y la marihuana son o no dos plantas diferentes, de seguro se eliminaría con la publicación de un nuevo estudio que demuestra la diferencia genética entre el cáñamo y la marihuana.

Los investigadores de University of Minnesota's, College of Biological Sciences y College of Food, Agricultural, y Natural Resources Sciences, pertenecen a uno de los pocos grupos de científicos de los Estados Unidos que han obtenido permiso federal para estudiar el cannabis.

Después de más de 12 años de investigación, el equipo encontró un solo gen como el responsable de las diferencias genéticas entre el cáñamo y la marihuana. Según lo observado por el Medical Daily:"Mientras que el cáñamo produce un cannabidiol no-eufórico (CBD) con aproximadamente 0.3 a 1.5 por ciento de concentración del tetrahydrocannabinol (THC), la marihuana contiene una concentración entre cinco a diez por ciento (o aún más altos) del psicoactivo THC."

Los investigadores creen que tienen "evidencia incuestionable" de que el cáñamo y la marihuana deben considerarse como plantas diferentes.

Por lo tanto, la dosificación es dramáticamente diferente cuando se intenta utilizar el cáñamo en lugar de cannabis, para propósitos medicinales; finalmente, el cannabis es hasta cien veces más potente.

De igual manera, como sabemos, no hay dosis letal conocida, en relación al cannabis, ya sea THC o CBD.

Una persona no podría morir al consumirlo, aunque realmente lo intentara, es verdaderamente difícil. No existe alguna toxicidad fatal asociada con el cannabis y los efectos de THC y CBD son dependientes de la dosis. Tienen una curva de respuesta en forma de campana, lo que significa que hay un punto ideal donde se obtienen los beneficios, sin tener efectos adversos. En el caso de THC, consumir dosis pequeñas y apropiadas es relajante, y asienta el estómago.

Los beneficios del Cáñamo en la salud

Uno de los beneficios poco apreciados del cáñamo, al menos en los Estados Unidos es que este es una fuente alimenticia. Los cañamones, que son técnicamente una nuez; y también, se conocen como «corazones de cáñamo», son ricos en grasas saludables, proteína, y minerales.

Los cañamones usualmente se consumen después de que la dura cáscara externa se remueve, dejando atrás solo el suave y cremoso «corazón». Las semillas tienen un leve sabor a nuez, haciéndolas increíblemente versátiles para usarse al cocinar, hornear, o para agregar en las ensaladas y los smoothies. Algunos de sus principales beneficios, incluyen:

Excelente fuente nutritiva

Los cañamones están compuestos de más de 30 por ciento de grasas saludables, incluyendo ácidos grasos esenciales, como el ácido linoléico y el ácido alfa-linolénico (planta-basada en omega 3). Según la investigación publicada en Nutrition&Metabolism.

"El cañamón alimenticio es particularmente rico en ácido linoléico del ácido graso omega-6 (LA); y también, contiene concentraciones elevadas de ácido alfa-linolénico del ácido graso omega-3 (ALA). En el cañamón, el índice de LA/ALA se encuentra normalmente entre los niveles 2:1 y 3:1. Se ha sugerido esta proporción para una alimentación saludable ideal."

Los cañamones, también contienen ácido gamma-linolénico, que ayuda a la función y al crecimiento normal de las células, de nervios, de músculos y de órganos de su cuerpo.

Los cañamones contienen cerca de 25 por ciento de proteína; y también, proporcionan los nutrientes incluyendo vitamina E, fósforo, potasio, magnesio, sulfuro, calcio, hierro, y zinc.

Salud para el corazón

Los cañamones contienen numerosos compuestos saludables para el corazón, incluyendo el aminoácido arginina. La L-arginina es un precursor de óxido nítrico en el cuerpo. Ha demostrado mejorar el flujo de la sangre y ayudarle a mantener la presión arterial óptima. El óxido nítrico hace que las células lisas del músculo en sus vasos sanguíneos se relajen, de modo que los vasos se dilaten y fluya su sangre más libremente. Esto ayuda a sus arterias a permanecer libres de placa. Cuando no se tienen los niveles adecuados de óxido nítrico, el riesgo de padecer una enfermedad de la arteria coronaria aumenta. El ácido gamma-linolénico encontrado en los cañamones es antiinflamatorio, un beneficio extra para la salud del corazón. Más allá de la investigación, también se ha demostrado que los cañamones pueden ayudar a reducir la presión arterial, a disminuir el riesgo de los coágulos de sangre, y a agilizar la recuperación después de un ataque al corazón.

Salud de la piel

La deficiencia del ácido graso se puede manifestar en una variedad de formas, pero son comunes los problemas de la piel tales como eczema, manchas en la piel gruesas, y talones agrietados. Los cañamones son una fuente rica de ácidos grasos en índices óptimos de omega-6 y omega-3. La investigación sugiere que el aceite del cañamón puede mejorar síntomas de dermatitis atópica y proporciona un alivio potencial del eczema.

Proteína vegetal

Aunque se cree que la proteína de fuentes animales de alta calidad es beneficiosa para la mayoría de la gente, si está siguiendo una alimentación basada en plantas, el cáñamo es una fuente saludable de proteína. Con todos los aminoácidos esenciales y una cantidad de proteína similar a la carne de vaca (por peso), los cañamones son una forma excelente de proteína a base de planta.

Dos o tres cucharas soperas de cañamones proporcionan cerca de 11 gramos de proteína completa con los aminoácidos lisina, metionina y cistina. La albumina y la edestina, son dos proteínas principales en la proteína del cañamón, son ricas en aminoácidos esenciales, con perfiles comparables a la soja y a la clara de huevo. El contenido de la edestina del cáñamo está dentro de los más altos de todas las plantas. La proteína del cáñamo es también fácil de digerir debido a su falta de oligosacáridos y de inhibidores de la tripsina, que pueden afectar la absorción de la proteína.

SPM y los síntomas de la Menopausia

El ácido gamma-linolénico (GLA) en los cañamones, produce la prostaglandina E1, que reduce los efectos de la hormona prolactina. Se cree que la prolactina desempeña un papel en los síntomas físicos y emocionales del síndrome premenstrual (SPM). El GLA en los cañamones, también puede ayudar a reducir los síntomas de la menopausia.

Digestión

Los cañamones enteros contienen fibra soluble e insoluble, que puede ayudar a la salud digestiva y más. La fibra soluble se disuelve en una textura de gel, ayudando a retrasar su digestión. Esto le ayuda a sentirse lleno por más tiempo, y es una razón por la que la fibra puede ayudar en el control del peso. La fibra insoluble no se disuelve del todo y provoca que las heces sean más voluminosas. Esto ayuda a que el alimento pueda moverse a través del tracto digestivo más rápidamente, para una sana eliminación.

La fibra desempeña un papel esencial en su salud digestiva, del corazón y de la piel, y puede mejorar el control del azúcar en la sangre, el manejo del peso y más. Observe que solo los cañamones enteros contienen altas cantidades de fibra; los «corazones» o los cañamones descascarados contienen muy poca fibra.

Cáñamo en la industria

Actualmente, la mayor parte del cáñamo industrial proviene de China, pero la planta podría traer gran crecimiento económico y entre los muchos productos proporcionados por el cáñamo industrial están:

Cannabidiol (CBD), el compuesto medicinal, que se puede extraer de las hojas, de las flores, y de los vástagos.

El aceite de cannabis, que se obtiene al prensar en frío las semillas y puede ser utilizado para cocinar, en los cosméticos, y los productos de belleza.

La fibra, que se puede utilizar como substituto para el algodón, la madera, y el plástico, con usos potencialmente ilimitados.

Los cañamones, se están preparando para convertirse en un superalimento para consumo humano y también podría utilizarse como pienso.

El Cáñamo podría proporcionar una alternativa al plástico

El plástico de cáñamo, es un "material del futuro" que podría reducir drásticamente la necesidad de plásticos y su daño devastador en el ambiente. En algunos casos, los plásticos estándar se pueden reforzar con el cáñamo, lo que puede representar hasta 80 por ciento del peso del plástico. El cáñamo, también se puede utilizar para hacer el 100 por ciento de plástico de cáñamo, que es reciclable y puede ser 100 por ciento biodegradable.

Actualmente, el tipo más común de plásticos de cáñamo, son esos infusionados con las fibras del cáñamo, lo que significa que se utiliza menos plástico y el producto final es más durable (se ha dicho que el plástico de cáñamo es cinco veces más rígido y 2.5 veces más fuerte que el polipropileno). Una combinación del cáñamo con polipropileno, reduciría el uso de los productos de petróleo. Los gránulos plásticos de cáñamo ofrecen muchas ventajas como, un buen aislamiento, estabilidad dimensional a altas temperaturas, deformación a alta temperatura termal, e impermeabilidad… Ahora, los gránulos se producen para una gama de usos en automóviles, materiales de construcción, empaquetado, juguetes y productos electrónicos, y se lanzaron en el mercado en 2010.

De igual manera, el cáñamo proporciona una excelente forma de biocombustible. En realidad, también compite con la industria petrolera. Provee excelente fibra para la ropa. De igual manera, compite contra la madera, que es una de las razones por las que -al parecer- el cáñamo fue restringido a principios del siglo XX...

Sirve como medicina, recreación, alimentación, combustible y fibra. ¿Qué otro producto podría hacer todas esas cosas? Es un excelente alimento. El aceite de cáñamo tiene ácidos grasos esenciales. Es aceite de alta calidad y tiene proteínas de alta calidad. Realmente, podría vivir al consumir semillas de cáñamo.

Los Estados Unidos son el consumidor más grande del mundo de los productos del cáñamo; además, es el único país industrializado que también prohíbe su producción. El cáñamo crece como una mala hierba y se puede utilizar en la producción de alimento, productos para el cuidado personal, textiles, papel, y hasta del plástico y materiales de construcción

Las semillas de cáñamo son una fuente valiosa de grasas saludables, proteína, y minerales.

El cáñamo es considerado como una planta de «gran importancia económica», a pesar de crecer siendo una mala hierba, puede utilizarse en la producción de alimentos, productos del cuidado personal, textiles, papel, e incluso plástico y materiales de construcción.

Desde épocas antiguas, la industria del cáñamo fue considerada una fuente de fibra para los textiles; eventualmente llegó a los Estados Unidos, en donde prosperó a mediados del siglo XIX, con la Primera Guerra Mundial y, otra vez brevemente, durante la Segunda Guerra Mundial, cuando la guerra cortó las fuentes de fibra.

El cultivo del cáñamo fue prohibido en los Estados Unidos desde la década de 1970, cuando la Ley Federal de Sustancias Controladas entró en vigor. A pesar de las diferencias científicas significativas, esta ley no hace distinción entre la marihuana, la droga, y la planta de cáñamo.

Irónicamente, los Estados Unidos son el consumidor más grande del mundo de los productos del cáñamo; además, es el único país industrializado que también prohíbe su producción. Como resultado de ello, se importan todos los productos del cáñamo de los Estados Unidos, con un valor de mercado de más de $600 millones.

"El Cannabis sativa –el cáñamo– es extremadamente inusual en la diversidad de los productos para los cuales se usa o puede ser cultivado. La revista Popular Mechanics (1938) promovió al cáñamo como 'el nuevo cultivo multimillonario', estableciendo que 'puede ser utilizado para producir más de 25.000 productos, extendiéndose desde la dinamita hasta el celofán."

CAPÍTULO 5

HACHÍS

Diferentes tipos de hachís

En su forma más simple, la hierba son las flores secas sin procesar de la planta femenina del cannabis, mientras que el hachís es la resina de la planta femenina, que se ha separado de la propia planta a través de medios mecánicos o químicos.

Una prueba sencilla para ver su calidad consiste en coger un pedazo pequeño de hachís y aplicar una llama limpia (un encendedor en lugar de una cerilla). Si el hachís es de buena calidad, debería burbujear perceptiblemente bajo la llama y desprender un humo blanco puro. Si el humo producido es negro, quedarán residuos de hollín en el hachís una vez que se retire la llama, lo que indica la presencia de contaminantes.

Hachís tamizado en seco

Tradicionalmente, la separación mecánica ha sido el principal medio de extracción de la resina de las flores, ya sea a través del secado y del tamizado (tamizado en seco) antes de ser moldeado y prensado en placas, o mediante el uso de las manos para frotar la planta fresca de modo que la resina se queda adherida a la piel, de donde hay que rasparla después. El aspecto del tamizado en seco, de buena calidad y ligeramente prensado, debe ser de color marrón claro, desmenuzable y ligeramente pegajoso.

El hachís obtenido mediante el tamizado en seco es con diferencia el más común en términos globales. La mayor parte del hachís dedicado a la exportación es tamizado en seco. Sin embargo, Afganistán es tradicionalmente conocido por producir hachís frotado a mano, junto con India, Pakistán y otros países del sur de Asia.

El hachís tamizado en seco, de buena calidad, debe presentar diferentes colores, de un ligero color marrón a amarillento o rojizo, y debe ser bastante consistente en el color, oscuro por fuera, y más claro por dentro.

En términos de consistencia, el hachís tamizado en seco no debe ser demasiado seco. Si está demasiado seco, puede ser de hace mucho tiempo o haber estado mal almacenado, o puede tener cantidades importantes de material de corte. La consistencia deseada para un hachís tamizado seco, ligeramente prensado, es blanda, desmenuzable y un poco aceitosa o pegajosa al tacto. Un hachís tamizado en seco, muy prensado, puede ser más pegajoso y aceitoso, y puede ser muy duro, pero se ablanda lo suficiente como para ser utilizado si se aplica calor suave.

El hachís tamizado en seco tiende a ser más terroso que el frotado a mano, que es generalmente más especiado y floral en sabor. Sin embargo, esto es una simplificación, ya que depende en gran medida de la planta madre y depende menos de la técnica utilizada para hacerlo. Generalmente, siempre y cuando no se detecte ningún sabor fuerte, a plástico o a químico, es seguro suponer que el hachís está limpio.

Hachís frotado a mano

El hachís frotado a mano debe ser de color marrón oscuro, tirando a negro, y no debe presentar un color demasiado verde, ya que esto indica que contiene mucho material vegetal en su interior.

El hachís frotado a mano puede variar mucho en consistencia. Normalmente, debe ser denso y uniforme, y no demasiado pegajoso, ya que esto puede indicar la presencia de aceites añadidos. Sin embargo, algunos tipos de hachís frotado a mano muy limpios puede ser muy pegajosos y volverse casi a líquidos cuando se calientan. En estos casos, el sabor y aroma deberían indicar si el hachís es realmente limpio o si hay contaminantes presentes. Siempre se debe revisar el interior del hachís frotado a mano por si existe la presencia de moho, ya que la humedad de la planta fresca a menudo puede quedarse en el interior si no se procesa correctamente. El hachís frotado a mano suele ser oscuro, denso y pegajoso, con sabor floral y especiado

Extracción con butano

Muchas de estas técnicas pueden denominarse separación química, tales como el uso de gas butano para "extraer" la resina de las flores. Dichas extracciones suelen tener una potencia sin precedentes, con informes de hasta el 90% de THC, con relativa frecuencia. En comparación, los métodos tradicionales de elaboración de hachís, generalmente, producen productos que una vez terminados contienen del 15 al 40% de THC.

Hachís extracción con agua y hielo

Otra forma de extracción, que es difícil de clasificar como química o mecánica, es la de extracción con agua y hielo. Técnicamente, este proceso (en el que el cannabis se empapa en agua con hielo para congelar los tricomas resinosos, y se agita para que se suelten de la planta) es principalmente mecánico, pero el agua tiene un papel más importante más allá de la congelación de los tricomas. La extracción con agua y hielo se puede realizar de varias maneras, algunas de las cuales requieren un equipo bastante caro, pero también se puede hacer en un cubo con una batidora de mano. Los tricomas son mucho más pesados y se hunden hasta el fondo, mientras que la materia de la planta flota en la superficie.

El hachís elaborado correctamente suele ser más fuerte que la planta de la que procede y algunas formas de mala calidad pueden contener grandes cantidades de material de "corte", que puede incluir arena, henna, plástico, aceite, o incluso pelo de animal o estiércol.

CAPITULO 6

SITUACIÓN JURÍDICA EN EL MUNDO

Según el último informe mundial sobre las drogas elaborado por la UNODC, la Oficina de las Naciones Unidas contra la Droga y el Delito, actualmente en el mundo hay entre 125 y 227 millones de consumidores de cannabis y sus derivados.

ESPAÑA

España ocupa el tercer puesto en el ranking de consumidores europeos de cannabis, y la primera posición en los que respecta al consumo diario.

En España solo alcanza relevancia jurídico penal en la medida en que el proceso de su puesta en marcha persiga como finalidad la obtención de droga con ánimo de traficar, quedando excluidos, por su irrelevancia, el cultivo de la planta de la marihuana destinado al autoconsumo, o a cualquiera de las modalidades de utilización exentas de punición.

No hay fijado un número de plantas que permita calificar un cultivo de legal o de ilegal. Hay una serie de circunstancias (principalmente la condición de consumidor del cultivador y la cantidad de marihuana que se podría obtener), las que hacen que el juez pueda considerar que el cultivo estaba destinado al propio consumo o bien, aunque fuera parcialmente, al tráfico.

Anteriormente, en 2013, el gobierno presentó el proyecto de Ley para la protección de la seguridad Ciudadana en el que se endurecen considerablemente las sanciones a los poseedores y consumidores de cannabis en la vía pública -suprimiendo la posibilidad de sustituir las multas por un tratamiento de desintoxicación-, además de castigar con multas de entre 1.000 y 30.000 euros la plantación y cultivo de drogas «no constitutivos de delito».

A nivel general hay que distinguir entre la infracción administrativa (multa) y la penal (cárcel). La ley penaliza la tenencia de cualquier cantidad de cannabis (hachís, marihuana) en la vía pública, así como el cultivo si se realiza en un lugar visible al público, aunque habitualmente solamente se sanciona con multa (recurrible por vía administrativa). La Ley de Protección de la seguridad Ciudadana (LPSC), en vigor desde el 1 de julio de 2015, establece el pago de una multa por consumo o tenencia de drogas en lugares o establecimientos públicos que podrá oscilar entre 601 a 10.400 euros, cuando se trate de la primera vez y no existan circunstancias agravantes.

Cuando se sospeche que hay mucha cantidad (¿), actitud sospechosa, dinero..., el sujeto puede ser acusado de tráfico y constituir por tanto un delito penal y ser detenido, pasando a disposición judicial. Es importante señalar que la sanción de multa por consumo o tenencia de marihuana puede ser recurrida administrativamente a fin de lograr su anulación o rebajar el importe. El recurso administrativo puede ser redactado y firmado por el propio infractor sin que sea obligatorio (aunque sí conveniente) la intervención de abogado ni procurador.

El cultivo legal de la marihuana

La marihuana, grifa o hierba, proviene de la planta hembra del cannabis sativa, y se obtiene a partir de las hojas secas, flores y pequeños tallos. Así pues, en el caso de ocupación de plantas a un particular, para determinar si las mismas son o no para el propio consumo habrá que calcular, en primer lugar, el peso de las mismas y descontar aquellas partes no relevantes (tierra, raíces, tronco y ramas) que habitualmente se fija en un 40%.

Puesto que la previsión de consumo es de 15-20 gr de marihuana diarios, en una cosecha anual se debería poder justificar hasta 15x365= 5,5 kg de marihuana, siempre que se demuestre que se es consumidor. De todas formas, como las sentencias judiciales no valoran la utilidad médica sino el peso de las plantas recolectadas, no existe una cantidad determinante que lleve a la frontera de la ilegalidad.

En cuanto a la tenencia y venta de las semillas de la planta existe una incongruencia penal, puesto que una semilla no es una planta (no hay pues, componente psicoactivo) y quizá nunca lo llegue a ser.

Marihuana recreativa

En España, existen más de 700 clubes o asociaciones que engloban a unas 200.000 personas. Sólo se permite la entrada a mayores de edad que ya sean consumidores recomendados por un socio. En los últimos años los clubes sociales de cannabis han crecido de forma vertiginosa en Cataluña, especialmente en Barcelona, donde se calcula que existen unos 400 clubes que agruparían a unas 165.000 personas, según los datos proporcionados por la Federación de Asociaciones Cannábicas Autoreguladas de Cataluña (Fedcac). El gobierno catalán está estudiando regular estas asociaciones que se mueven en una situación de alegalidad. Los clubes de Cataluña pueden regular ahora su suministro, es decir, cultivar hasta 150 kg de cannabis al año para proveer a sus clientes.

En el País Vasco, donde hay 77 clubes legalmente inscritos que agrupan a unos 10.000 socios, el parlamento ha puesto en marcha una iniciativa para aprobar una ley que regule la actividad de los clubes y que ponga fin a la «inseguridad jurídica» en que viven.

Desde el verano de 2017, sin embargo, la comunidad autónoma de Cataluña ha legalizado el cultivo y el consumo de cannabis solo para los clubes de cannabis y dentro de los mismos, eliminando el vacío legal existente, al menos a nivel autonómico.

En la actualidad, el cultivo de las plantas de cannabis sativa cuando tiene por objeto el propio consumo no es punible, aunque el cultivador tiene que demostrar que la sustancia es para su propio consumo, lo que no siempre es fácil, pues tiene que demostrar que:

- Pertenece a una asociación cannábica legalmente constituida.

- Obtener un certificado médico que haga constar que se padece alguna de las enfermedades para las que, según la SEIC (Sociedad Española de Investigación sobre Cannabinoides), los cannabinoides ya han probado su eficacia.

- Obtener un certificado médico que haga constar que se padece alguna de las enfermedades para las que la Comisión Clínica de la Delegación del Gobierno para el Plan Nacional Sobre Drogas, dependiente del Ministerio de Sanidad y Política Social, reconoce los beneficios médicos del cannabis.

- Solicitar un permiso para autocultivo y/o uso médico del cannabis a la Agencia Española del Medicamento.

Marihuana medicinal

El uso terapéutico está regulado mediante receta hospitalaria. Medicamentos como el Sativex y el Marinol están disponibles para los pacientes desde hace varios años.

Con carácter general se puede decir que por la Sala 2.ª del Tribunal Supremo se ha venido considerando como drogas duras todas, excepto las derivadas del *cannabis sativa* y algunos psicotrópicos.

En España, en el Código Penal se castigan como delitos: el cultivo, la elaboración, el tráfico ilícito y la posesión con estos fines de drogas tóxicas, estupefacientes y sustancias psicotrópicas, así como actividades que promuevan, favorezcan o faciliten su consumo legal.

El cultivo de las plantas de cannabis sativa, cuando tiene por objeto el propio consumo, no es delito, según una reiterada jurisprudencia, pero cuando excede de las cantidades señaladas por el Instituto Nacional de Toxicología como propias del consumo normal de una persona, entonces dicha conducta sí es encuadrable en el tipo del art. 368.

La propuesta de los expertos españoles prevé la venta a través de establecimientos con licencia exclusivamente dedicados a ello, a los que se sometería a un estricto control administrativo. Las unidades a la venta deberán contener una etiqueta con información de origen, variedad, fecha de recolección, índice de psicoactividad y concentración de principios activos.

El Grupo de Estudios de Políticas sobre el Cannabis cree que el precio debería ser libre, pero "modulado por el Estado" a través de los impuestos, con el fin de reducir el mercado ilegal mediante precios competitivos en una primera etapa, y desincentivar su consumo en una etapa posterior. Cualquier persona, sin necesidad de registro previo, podría adquirir el cannabis con un límite por compra, que en la propuesta se fija orientativamente en 25 gramos. La publicidad estaría prohibida y para la venta a menores e incapacitados se proponen sanciones penales.

Agravantes

El artículo 369 del Código Penal, establece cuales son las circunstancias agravantes:

1.ª El culpable fuere autoridad, funcionario público, facultativo, trabajador social, docente o educador y obrase en el ejercicio de su cargo, profesión u oficio

2.ªEl culpable participare en otras actividades organizadas o cuya ejecución se vea facilitada por la comisión del delito.

3.ª Los hechos fueren realizados en establecimientos abiertos al público por los responsables o empleados de los mismos.

4.ª Las sustancias se faciliten a menores de 18 años, a disminuidos psíquicos o a personas sometidas a tratamiento de deshabituación o rehabilitación.

5.ª Fuere de notoria importancia la cantidad de las citadas sustancias objeto de las conductas a que se refiere el artículo anterior.

6.ªLas sustancias se adulteren, manipulen o mezclen entre sí o con otras, incrementando el posible daño a la salud.

7ªLas conductas descritas en el artículo anterior tengan lugar en centros docentes, en centros, establecimientos o unidades militares, en establecimientos penitenciarios o en centros de deshabituación o rehabilitación, o en sus proximidades.

8ªEl culpable empleare violencia o exhibiere o hiciese uso de armas para cometer el hecho.

A partir del Pleno de la Sala 2.ª de 19-10-2001, y basándose en un informe del Instituto Nacional de Toxicología de 18-10-2001, se han fijado los límites de tales cantidades a partir de la consideración de que el exceso de 500 dosis supone notoria importancia.

Hay que destacar que para las citadas cantidades se estima por el Tribunal Supremo que no es necesario tener en cuenta el porcentaje del principio activo (tetrahidrocannabinol), bastando el peso bruto (STS 657/2003).

Autoría

En los delitos de tráfico de drogas, el T.S. ha declarado la existencia de autoría plena en los siguientes casos:

– Para el titular de la vivienda por tener una posición de garante (STS 1881/2000).

– Para el que convive en el mismo domicilio (STS 220/2003).

– El que cotransporta la droga (STS 330/04).

– El depositario (STS 373/2001, de 7-3-2001).

Consumo compartido

Existen casos en los que el Tribunal Supremo, atendiendo a la concurrencia de determinadas circunstancias, que hacen presuponer un consumo único por diversas personas en un mismo marco espacio temporal, considera que en dicha actividad hay una ausencia de antijuricidad material por considerarlo un modo de autoconsumo.

1.º Los consumidores que se agrupan han de ser consumidores habituales.

2.º El proyectado consumo compartido ha de realizarse en lugar cerrado, y ello en evitación de que terceros desconocidos puedan inmiscuirse y ser partícipes en la distribución o consumo.

3.º La cantidad de droga programada para su consumición ha de ser «insignificante».

4.º Los consumidores deben ser personas ciertas y determinadas, único medio de poder calibrar su número y sus condiciones personales.

5.º Ha de tratarse de un consumo «inmediato» de las sustancias adquiridas.

Cantidad insignificante

El Instituto Nacional de Toxicología emitió un informe (4 de marzo de 2004) sobre el cannabis sativa, en el sentido de indicar que es difícil determinar la dosis mínima psicoactiva del THC (principio activo de dicha sustancia). En realidad, se decía, la dosis mínima psicoactiva se deducía de la molécula «dronabinol», similar al THC (tetrahidrocannabinol), y que era de entre 5 y 10 mgrs. por vía oral, deduciendo a partir de ahí que las dosis mínimas psicoativas de las sustancias derivadas del cannabis sativa eran las siguientes:

Marihuana, con una riqueza media de Delta 9 THC entre un 2,9 y 7 %, la dosis mínima sería de 344,82 mgrs.

Hachís, con una riqueza media de Delta 9 THC entre un 10 y 14,5%, será de 100 mgrs.

Aceite de hachís, con una riqueza variable que depende de la concentración, sería de 6,67 mgrs.

Delitos contra la Seguridad Vial

Será castigado el que condujere un vehículo de motor o ciclomotor bajo la influencia de drogas tóxicas, estupefacientes, sustancias psicotrópicas o de bebidas alcohólicas. En todo caso será condenado con dichas penas el que condujere con una tasa de alcohol en aire espirado superior a 0,60 miligramos por litro o con una tasa de alcohol en sangre superior a 1,2 gramos por litro.

El conductor que, requerido por un agente de la autoridad, se negare a someterse a las pruebas legalmente establecidas para la comprobación de las tasas de alcoholemia y la presencia de las drogas tóxicas, estupefacientes y sustancias psicotrópicas a que se refieren los artículos anteriores, será castigado con las penas de prisión de seis meses a un año y privación del derecho a conducir vehículos a motor y ciclomotores por tiempo superior a uno y hasta cuatro años.

En concreto

Así que, en España, el consumo personal de adultos en un área privada, es legal. Hay más de 500 clubes de cannabis privados, el equivalente a los clubes de cigarros, incluyendo 200 en Barcelona, ahora mal apodado "Nueva Ámsterdam", un destino de elección para los turistas de cannabis.

Los Clubes sociales Cannabis de Barcelona son un grupo de agricultores que juntan sus medios de producción para obtener una cosecha de malezas. Técnicamente, no compramos marihuana, pero participamos en los costos de cultivo, a cambio de una parte de la cosecha. Antes de eso, la compra o venta de cannabis era ilegal y podía ser castigada con la cárcel. Este es todavía el caso en el resto de España.

ALASKA

Marihuana medicinal

La marihuana medicinal es legal en Alaska para pacientes con prescripción de un médico colegiado desde 1998.

Las enfermedades que permiten utilizarla incluyen:

Cáncer

Glaucoma

VIH

Caquexia

Dolor crónico o grave

Náuseas graves

Convulsiones

Espasmos musculares persistentes (incluidos los propios de la esclerosis múltiple)

Marihuana recreativa

La posesión de pequeñas cantidades de cannabis para consumo personal es legal en Alaska.

Aunque es legal cultivarla, tan solo se puede tener un máximo de 113 gramos de hierba en la vivienda privada. La ley establece que se puede llevar hasta 28 gramos en público, pero si se lleva una cantidad mayor, lo más probable es que se sancione.

Si la cantidad es entre 28 y 113 gramos,se podría ingresar en prisión durante un año y/o pagar una multa de hasta 1.000 dólares. Si lleva encima una cantidad aún mayor, la pena podría aumentar y elevarse hasta a 5 años de cárcel.

ALEMANIA

Alemania tiene un régimen de prohibición bastante especial, lo que lo convierte en el país más laxo a pesar de la prohibición de la posesión. El cannabis es de hecho ilegal, a diferencia del consumo que se considera autoconsumo, que no es un delito en virtud de la legislación alemana. De hecho, los cargos contra la posesión de pequeñas cantidades están casi todos abandonados. La definición de "pequeña cantidad" depende de cada Land: la Tierra de Berlín permite hasta 15 gramos, mientras que la mayoría de los Lander toleran 6 gramos.

También es posible obtener un permiso especial del Instituto Federal vinculado al Ministerio de Salud para "obtener, poseer y consumir cannabis bajo supervisión médica". Desde enero de 2015, 240 pacientes han obtenido este permiso. El cultivo de cannabis está permitido para ciertas instituciones o cuerpos administrativos. Las farmacias pueden obtener permiso para vender cannabis o cannabis.

Desde que Alemania ha legalizado en cannabis medicinal, esta regulación se está moviendo lentamente hacia el resto de Europa.

ARGENTINA

La ley 23.737, de septiembre de 1989, establece para la tenencia de estupefacientes la pena de uno a seis años de prisión y de un mes a dos años de prisión cuando, por su escasa cantidad y demás circunstancias, sugiere inequívocamente que la tenencia es para uso personal. La producción, el comercio, el transporte, la tenencia de elementos destinados a su producción y la apología del delito también se encuentran penados, aunque el cultivo de cantidades escasas para consumo personal se encuentra atenuado. Por otra parte, en los casos de tenencia simple o para consumo personal, así como el cultivo a estos fines, el juez podrá dejar en suspenso la aplicación de la pena y someterlo a una medida de seguridad "curativa por el tiempo necesario para su desintoxicación y rehabilitación" y, finalizado el mismo y en caso de ser considerado su resultado satisfactorio, se exime al imputado de la aplicación de la pena.

No obstante, el 25 de agosto del 2009, la Corte Suprema de Justicia de la nación declaró en forma unánime la inconstitucionalidad del segundo párrafo del artículo 14 de la Ley 23.737, en el denominado Fallo Arriola que penaba la tenencia para consumo personal, en la medida en que la tenencia se produzca en condiciones tales que no importe peligro concreto o un daño a derechos o bienes de terceros, pues dicha norma, a entender del Tribunal, conculca la esfera de libertad personal e intimidad, la que se encuentra excluida de la autoridad de los órganos estatales consagrada por el art. 19 de la Constitución Nacional. En el Fallo Arriola se remarcó de manera nítida la diferencia entre consumidor y traficante, y exhortó a los poderes públicos a asegurar una política de Estado contra el tráfico ilícito de estupefacientes, controlando también los precursores químicos, y a adoptar medidas de salud preventivas, en especial hacia los grupos más vulnerables, debiendo fijar estándares más claros que definan de un modo inequívoco los casos de tenencia que no puedan causar daño o poner en peligro bienes jurídicos de terceros. Al día de hoy, en Argentina aún no fue modificada la ley cuestionada, manteniendo de esta manera la sanción, con pena de un mes a dos años de prisión, de la tenencia de cannabis cuando por la escasa cantidad y demás circunstancias surja inequívocamente que está destinada al uso personal.

Marihuana medicinal

Desde marzo de 2017, se autoriza el uso de cannabis con fines terapéuticos, pero los pacientes no pueden producirlo y deben importarlo. El proyecto sobre la autorización del cultivo de cannabis para permitir la investigación farmacéutica de la utilidad de los cannabinoides en el tratamiento de enfermedades como la epilepsia o el Alzheimer, fue convertido en ley por la Cámara de Senadores por unanimidad y sin debate.

Marihuana recreativa

A pesar de que el uso recreativo es generalizado, la Ley 23.737 establece penas de prisión de 4 a 15 años para el cultivo, la posesión y la venta con fines recreativos. En la práctica, la policía rara vez procesa a los consumidores que fuman en público y las negociaciones amistosas son comunes. La reforma del código penal fue presentada en el senado el 21 de agosto de 2018 para despenalizar la tenencia, el autocultivo, y el consumo en el ámbito privado siempre y cuando sea una cantidad considerada para consumo personal.

AUSTRALIA

En determinadas zonas de Australia, especialmente en el sur y en el Territorio de la Capital Australiana, la posesión de pequeñas cantidades de Cannabis, así como el cultivo de un número limitado de plantas para uso personal, han sido descriminalizados, pudiendo ser multados con 50 dólares. El interés de la policía en el consumo propio y el autocultivo en el resto de Australia, parece ser limitado.

Australia ha legalizado el cannabis medicinal bajo ciertas condiciones para los pacientes. No ha legalizado el cannabis a nivel nacional, pero varios estados han legislado. El uso se despenaliza en Canberra, Australia del Sur y los Territorios del Norte. Sin embargo, es un delito criminal en Nueva Gales del Sur, Australia Occidental, los estados de Victoria y Queensland y Tasmania. Algunos estados como Australia del Sur permiten el cultivo de una o dos plantas en cultivos no hidropónicos para uso personal.

AUSTRIA

El Código Penal de Austria distingue entre consumo personal y tráfico, con la idea de concentrar los esfuerzos de la policía en el comercio ilegal. Como resultado, el consumo personal se tolera en gran medida y no da lugar a enjuiciamiento. Antes de la reforma de la ley de drogas, la calificación de la última se hizo de forma cuantitativa con un límite de 2 g de THC puro. Desde 2008, por otro lado, la cantidad importa más y las convicciones se hacen de forma alternativa (intención de distribuir, vender). Las sanciones en estos casos dependen de factores agravantes y van desde una simple multa, a prisión en una escala de 6 meses a 20 años. La definición de distribución sigue siendo muy estricta y se puede considerar una ofensa compartida. Una extrañeza legal también permite cultivar una cantidad ilimitada de cannabis, siempre que las plantas no estén en floración.

BÉLGICA

Desde 2003, una política de tolerancia permite a los consumidores poseer hasta 3 gramos o una planta sin ser enjuiciados o grabados. Una enmienda a la ley en 2005 prevé leyes simplificadas para los casos en que el consumidor sea mayor de edad y el delito no sea socialmente problemático. La primera ofensa puede dar lugar a una multa de entre 15 y 25 euros que aumentará en caso de reincidencia en el mismo año hasta 100 euros y de 8 días a un año de encarcelamiento. El grado de tolerancia varía según las regiones y los gobiernos: en 2014, el gobierno de Michel marcó un retorno a la tolerancia cero.

BOLIVIA

La actual Ley 1008, que rige desde el 19 de julio de 1988, tipifica sólo 28 tipos delitos y las sanciona con prisión y multas pecuniarias. El delito es cometido cuando la cantidad exceda de 500 gramos de marihuana. A finales del año 2014, miembros de la Defensa Social y Sustancias Controladas volvieron a debatir la controversia para la legalización de la marihuana en el país. El Gobierno actual va en contra la legalización, a raíz de este problema desde mediados del 2015. Las autoridades del Gobierno se han pronunciado en favor de un cambio a la Ley 1008, con 23 años de vigencia para dividirla en dos leyes específicas: una General de la Coca y otra de Sustancias Controladas.

La postura ante la marihuana es bastante relajada y los habitantes de Bolivia la consumen, pero técnicamente, su posesión es ilegal y puede ser castigada.

BRASIL

Es considerado el mayor consumidor de cannabis en Sudamérica. Sin embargo, el uso, la venta, la posesión y la producción todavía se consideran ofensas con una cierta tolerancia para el consumidor. Sin embargo, sin un proceso legal para diferenciar al traficante del consumidor, la interpretación del grado de infracción se deja a las autoridades policiales, lo que solo agrava los conflictos entre la policía y los ciudadanos. La sanción mínima es equivalente a una hora de trabajo comunitario.

BULGARIA

El cannabis está clasificado como un medicamento de clase A, junto con la cocaína, las anfetaminas y la MDMA. Hasta 2004 había una tolerancia para cantidades personales, pero, desde 2006, la posesión se castiga con un máximo de 6 años de prisión y una multa de entre 1000 y 5000 euros. En el caso del cultivo, la pena de prisión puede ser de hasta 20 años con una multa de 100.000 €.

CANADÁ

El cannabis es legal a partir del 17 de octubre de 2018.

El Gobierno de Canadá ha comprometido cerca de $ 46 millones durante los próximos cinco años para la educación pública sobre el cannabis y las actividades de sensibilización. Estos son para informar a los canadienses, especialmente a los jóvenes, sobre los riesgos para la salud y la seguridad del consumo de cannabis.

La Ley de Cannabis crea un marco legal estricto para controlar la producción, distribución, venta y posesión de cannabis en todo Canadá y tiene 3 objetivos:

Mantener el cannabis fuera de las manos de los jóvenes.

Mantener las ganancias fuera de las manos de los delincuentes.

Proteger la salud y la seguridad pública al permitir a los adultos el acceso a cannabis legal y seguro.

Controlar el acceso.

Al entrar en vigencia el 17 de octubre de 2018, sujeto a restricciones provinciales o territoriales, los adultos mayores de 18 años podrán legalmente:

Poseer hasta 30 gramos de cannabis legal, seco o equivalente en forma no seca en público.

Compartir hasta 30 gramos de cannabis legal con otros adultos.

Comprar cannabis seco y fresco y aceite de cannabis en un minorista con licencia provincial.

En las provincias y territorios sin un marco regulador de venta minorista, las personas podrían comprar cannabis en línea a los productores con licencia federal.

Podrá germinar a partir de semillas con licencia o plántulas, hasta 4 plantas de cannabis por residencia para uso personal.

Fabricar productos de cannabis, como alimentos y bebidas, en casa, siempre que los solventes orgánicos no se utilicen para crear productos concentrados.

Los productos comestibles y concentrados de cannabis serán legalmente vendidos aproximadamente un año después de que la Ley de Cannabis haya entrado en vigor el 17 de octubre de 2018.

Límites de posesión para productos de cannabis

Los límites de posesión en la Ley de Cannabis se basan en el cannabis seco. Se desarrollaron equivalentes para otros productos de cannabis para identificar cuál sería su límite de posesión. Un (1) gramo de cannabis seco es igual a:

5 gramos de cannabis fresco

15 gramos de producto comestible

70 gramos de producto líquido

0,25 gramos de concentrados (sólidos o líquidos)

1 semilla de planta de cannabis.

Esto significaría, por ejemplo, que un adulto de 18 años o más puede legalmente poseer 150 gramos de cannabis fresco.

Cannabis medicinal

El régimen actual para el cannabis medicinal continuará permitiendo el acceso al cannabis para las personas que tienen la autorización de su proveedor de atención médica.

Restricciones de edad

Ninguna persona puede vender ni proporcionar cannabis a ninguna persona menor de 18 años. La Ley crea 2 nuevos delitos, con penas máximas de 14 años de cárcel, por:

Dar o vender cannabis a los jóvenes.

Usar a un joven para cometer una ofensa relacionada con el cannabis.

Empaquetar o etiquetar el cannabis de una manera que lo haga atractivo para los jóvenes.

Vender cannabis a través de exhibidores de autoservicio o máquinas expendedoras.

Promover el cannabis, excepto en circunstancias limitadas donde los jóvenes no podían ver la promoción.

Las sanciones por violar estas prohibiciones incluyen una multa de hasta $ 5 millones o 3 años de cárcel.

Health Canadá

En Canadá, la sección 56 de la Ley de Control de Drogas y Sustancias otorga a HealthCanada el poder discrecional para otorgar una exención por razones médicas a las personas que consideran que el uso de cannabis es beneficioso para su salud.

Por lo tanto, muchas personas enfermas en Canadá han obtenido la aprobación de HealthCanada para fumar cannabis por razones terapéuticas; sin embargo, sigue siendo ilegal cultivar cannabis.

HealthCanada ha otorgado fondos para ensayos clínicos para evaluar la efectividad de la marihuana mediante:

Iniciativa Comunitaria de Investigación de Toronto (CRIT): utilidad del cannabis entre las personas con VIH / SIDA.

Mc Master University, Hamilton: utilidad del cannabis entre los pacientes con epilepsia.

Clínica de Esclerosis Múltiple, Saskatoon: evaluación de los efectos del cannabis sobre la espasticidad muscular entre los que sufren de esclerosis múltiple y

GF Strong Rehabilitation Center, Vancouver: evaluación de los efectos del cannabis sobre la espasticidad de las extremidades en personas con lesiones de la médula espinal.

CHILE

La Ley 20.000, promulgada y publicada en febrero de 2005, sanciona el tráfico ilícito de estupefacientes y sustancias sicotrópicas. El artículo 4 de la ley no prohíbe el consumo personal en privado de ninguna droga en particular: "El que, sin la competente autorización posea, transporte, guarde o porte consigo pequeñas cantidades de drogas productoras de dependencia física o psíquica, o de materias primas que sirvan para obtenerlas, será castigado con no menos de 541 días y hasta cinco años, a menos que justifique que están destinadas a la atención de un tratamiento médico o a su uso o consumo personal exclusivo y próximo en el tiempo." La ley penaliza el consumo en grupos.

Pero, aunque la ley no prohíbe el consumo personal y privado de ninguna sustancia adictiva, el porte para uso personal puede ser sancionado con multas menores o con la obligación de realizar trabajos comunitarios o someterse a programas de rehabilitación.

En el 2016, el Congreso de Chile discute un proyecto de ley que despenaliza el autocultivo de marihuana y también su consumo privado, con fines espirituales, medicinales y recreativos.

La Ley 20.000 en sus artículos 8 al 11 permite excepcionalmente el cultivo de cannabis, estableciendo requisitos y penas por sus incumplimientos. La ley establece que se permitirá el cultivo si se justifica «que están destinadas a su uso o consumo personal exclusivo y próximo en el tiempo», autorización que depende del Servicio Agrícola y Ganadero (SAG).

En septiembre de 2014, el SAG autorizó a la Municipalidad de La Florida y a la Fundación Daya para cosechar cannabis con el fin de producir aceite de marihuana para pacientes con cáncer. En enero de 2015 se autorizó nuevamente a Agrofuturo para realizar el cultivo de cannabis con fines medicinales y de investigación.

En julio de 2015, la Corte Suprema sentenció que el autocultivo, individual o colectivo, es legal en Chile. Por una errónea aplicación del artículo 8° de la Ley N° 20.000, la Corte Suprema anuló el juicio que condenó a una mujer por el delito de cultivo ilegal.

Marihuana medicinal

Desde el 1 de diciembre de 2015, a través de un decreto del Ministerio de Salud, el gobierno autorizó la elaboración y venta de medicamentos sobre la base de marihuana.

De este modo, se establece que "las especialidades farmacéuticas que contengan cannabis, resina de cannabis, extractos y tinturas de cannabis podrán expenderse al público en farmacias o laboratorios mediante receta médica retenida con control de existencia"

En concreto:

Se permite el cultivo de 6 plantas, la posesión es legal, pero la venta está prohibida.

CHIPRE

Pequeñas cantidades son despenalizadas para usuarios terapéuticos. Para los consumidores menores de edad, se puede dar una advertencia. Para los adultos, se puede aplicar una pena de prisión de 2 a 8 años.

COLOMBIA

Marihuana medicinal

En noviembre de 2015, mediante Decreto Presidencial fue aprobada y legalizada la producción y comercialización de cannabis con fines medicinales y científicos. El gobierno comenzó a entregar las primeras licencias de cultivo, procesamiento y exportación de cannabis medicinal en septiembre del año pasado, con 33 compañías que recibieron la luz verde.Los cultivadores legales, como Pharma Cielo, de propiedad canadiense, ahora tienen plantas de prueba para sus próximas líneas de producción, con las primeras ventas y las exportaciones comerciales programadas para los próximos meses.El 25 de mayo de 2016 el Congreso de la República, ha legalizado el uso medicinal del cannabis con el fin de ampliar el marco legal y blindar jurídicamente el decreto presidencial de noviembre de 2015.

Marihuana recreativa

Desde 1986 la dosis para uso personal fue legalizada correspondiente a 20 gramos de marihuana. En 1994 la sentencia C-221 despenalizó el consumo de la dosis personal.

En concreto

Se permite el cultivo de 20 plantas, la posesión es legal, pero se prohíbe la venta recreativa. Colombia legalizó el cannabis medicinal el 22 de diciembre de 2015 mediante un decreto que regula el cultivo, procesamiento, importación y exportación de cannabis y sus derivados con fines terapéuticos.

COREA DEL NORTE

No se deben buscar soluciones donde el problema no existe, reza un dicho popular. Y esa es la política en Corea del Norte respecto de la marihuana. Al contrario de lo establecido por la ley internacional, Corea del Norte no considera a la marihuana y el opio como drogas. Entonces, su cultivo, venta y consumo no están penalizados.

Sin embargo, Torkel Stiernlof, un diplomático sueco que vive en Corea del Norte, dijo "No debería haber dudas de que las drogas, incluida la marihuana, son ilegales aquí. No se puede comprar legalmente y sería un delito fumarlo".

Parte de la confusión que rodea el estado legal del cannabis podría provenir de malentendidos sobre lo que es la planta. El cáñamo se considera la fibra textil de origen vegetal más larga, suave y resistente. La sustancia verde y esponjosa conocida como cáñamo a menudo se confunde con el cannabis (comúnmente conocido como marihuana). A diferencia del cannabis, el cáñamo no "eleva" a los usuarios si lo fuman, ya que la planta contiene solo pequeñas cantidades de un compuesto químico conocido como THC. Las semillas de cáñamo (conocidas como cañamones) son el alimento vegetal con mayor valor proteínico (hasta un 34 %) y de ácidos grasos esenciales. Se considera el alimento más completo que se puede encontrar en una sola planta. Los ácidos grasos esenciales Omega3 y Omega6 que contiene, son muy útiles en la prevención de artritis y reumatismos, entre otro gran número de afecciones.

CROACIA

Desde 2013, la posesión de una pequeña cantidad de cannabis no es más que una falta punible con un máximo de 500 €. El cultivo o la venta de cannabis es un delito punible con una pena de prisión de 3 años como mínimo. El uso médico del cannabis fue autorizado el 15 de octubre de 2015.

COSTA RICA

En Costa Rica es ilegal, pero el uso es ampliamente tolerado por las autoridades, siempre y tanto no se realice en lugares públicos, y en tanto la cantidad poseída no represente posibilidad de distribución y venta. Y es que según datos del mismo ICD (Instituto Costarricense sobre Drogas): La Marihuana es la droga ilícita de mayor consumo, de fácil acceso además y de producción local. La prevalencia de vida del consumo ha venido aumentando desde 1995. La prevalencia en hombres desde 1995 se ha incrementado, en las mujeres en el periodo 1995 a 2001 casi tres veces y se duplicó del 2001 al 2006. En los últimos 15 años se ha reportado una edad de inicio en los 17,6 años, reflejando una leve disminución.

Marihuana medicinal

Ahora está cambiando y actualmente existe una legislación en el Congreso que establece un programa formal para la marihuana medicinal. En ella se incluye el establecimiento de una industria de cultivo regulada. Por ahora, sin embargo, todavía no se ha producido la aprobación final. Mientras tanto, los pacientes se valen por sí mismos. Dicho esto, siempre que se pueda demostrar que es para consumo terapéutico, no debería haber problemas.

Marihuana recreativa

La posesión de cannabis está despenalizada, pero el cultivo es técnicamente ilegal. No obstante, el "delito" de cultivo para consumo personal no conlleva una sanción. La policía solo puede requisar a las personas que estén consumiendo marihuana u otras drogas ilícitas en la vía pública y decomisar la sustancia.

CUBA

La posesión es severamente castigada.

DINAMARCA

En Dinamarca, el consumo de drogas no se considera delito, y no está regulado por la ley. Sin embargo, la posesión de drogas sí es delito, y puede castigarse con un máximo de dos años de prisión.

Desde 2004 (cuando la Ley de Euforizantes de 1955 se modificó de forma considerable), la legislación establece que las personas encontradas en posesión de una "cantidad limitada" de una droga recibirán una advertencia (o según ENCOD, una serie de multas en función de la cantidad). Sin embargo, si los delitos se repiten, incluso cuando implican cantidades menores, pueden resultar en que se presenten cargos.

A nivel jurídico, no se hace ninguna distinción entre el cannabis y cualquier otra droga. Desde 2004, la legislación ha exigido a los tribunales que tengan en consideración "los efectos nocivos de la sustancia", lo que en la práctica significa que los delitos relativos al cannabis suelen castigarse con menos severidad que los relacionados con las drogas "duras".

En Dinamarca, la venta de drogas también se castiga con hasta dos años de cárcel. Sin embargo, si la cantidad o el beneficio implicados son significativos, entonces pueden imponerse penas más severas.

Los delitos relacionados con el cannabis se castigan con una multa o una pena de prisión de hasta 2 años. A pesar de esta coacción, el distrito de Christiania, autoproclamado "ciudad libre", es conocido por su comercio de cannabis. La policía a menudo interviene en torno a Christiania, pero regularmente se codea con los habitantes del vecindario que siempre han estado luchando por la despenalización del cannabis. Hasta 2005, Christiania vende libremente el cannabis y sus subproductos (bongs, moledores, aceites, hachís, etc.). El estado se embarcó en una política de limpieza del vecindario, con más o menos éxito.

En Dinamarca, no hay leyes que se ocupen específicamente del cultivo de cannabis y, por lo tanto, es probable que los individuos a los que se sorprenda cultivando cannabis, incluso en pequeñas cantidades, sean acusados de producción o suministro de drogas.

Marihuana medicinal

En 2011, se aprobó para el tratamiento de la espasticidad en la esclerosis múltiple, convirtiéndose en el primer fármaco moderno derivado del cannabis que se comercializa en Dinamarca.

ECUADOR

La posesión de 10 gramos es considerada consumo personal y es tolerada. La tenencia y la posesión de drogas por encima de la dosis máxima de consumo personal, con conocimiento expreso y sin autorización legal o despacho de receta médica previa, tienen una pena de uno a tres años.

ESLOVAQUIA

Los consumidores de drogas pillados en Eslovaquia tienen que depender de la ley de drogas del país de 2005, y actualmente, la tenencia de drogas para consumo personal se define como no más de tres dosis personales y conlleva una sentencia máxima de tres años, aunque las autoridades afirman que en realidad casi nadie es encarcelado por una posesión simple personal. La posesión de una cantidad mayor para el consumo personal (definida como diez dosis) conlleva una pena máxima de cinco años.

Las siguientes sanciones alternativas pueden ser impuestas a los acusados de posesión para uso personal: la condicional (con o sin la supervisión de libertad condicional), la terapia, multas, monitoreados en arresto domiciliario durante un máximo de un año, o un servicio a la comunidad de entre 40 y 300 horas. Las cantidades que excedan de estos límites tienen una sentencia de 3-10 años si no existen factores agravantes.

ESLOVENIA

En 2013, Eslovenia despenalizó el uso del cannabis. La legislación se ha relajado y proporciona una multa simple que oscila entre 40 y 265 euros en caso de posesión. La venta se castiga con 1 a 10 años de prisión o 15 en caso de circunstancias agravantes (venta a un menor, participación en una organización delictiva). Cualquier convicción puede reducirse o suspenderse si el contratista acepta suscribirse a un programa de rehabilitación. En junio de 2014, el gobierno autorizó el uso medicinal de la planta, pero sigue estrictamente regulado.

ESTONIA

La posesión de menos de 7,5 g para uso personal solo se castiga con una multa.

ESTADOS UNIDOS

Los movimientos para legalizar la marihuana han persistido, los cuales comenzaron desde 1973, cuando Oregón se convirtió en el primer estado en despenalizar el cannabis. Hasta el momento, el movimiento de la marihuana medicinal es el más exitoso y el que ha originado el primer mercado legal de marihuana en décadas.

La historia estadounidense sobre el cannabis se remonta a los Padres Fundadores, que cultivaron la planta con fines industriales. Por ejemplo, se dice que George Washington cultivó más de 100 plantas de cáñamo en su casa, en Mount Vernon, Virginia. Durante el siglo XVII, el cáñamo fue percibido como un importante cultivo comercial y fue utilizado para hacer sogas por las armadas navales de todo el mundo, y como un lienzo grueso y durable, ideal para elaborar ropa y empaquetar materiales pesados. El aceite de la semilla de cáñamo se empleó para elaborar jabones, pinturas y barnices.

La prohibición de la marihuana empezó a cambiar en 1996, cuando California se convirtió en el primer estado en legalizar el cannabis medicinal.

En 2012, Washington y Colorado se convirtieron en los primeros estados en legalizar su uso recreativo. Hoy en día, la mayoría de los habitantes en los Estados Unidos apoyan el uso del cannabis como medicina, para uso recreativo o ambos. Las encuestas demuestran que al menos 4 de cada 10 personas han probado marihuana, mientras que casi el 60 % apoya su legalización total.

Una encuesta realizada en 2013 encontró que la mayoría de los médicos -el 76 %- también aprobaba el uso de la marihuana medicinal. Además, el Jefe médico corresponsal de CNN y neurocirujano, Sanjay Gupta, hizo un cambio muy publicitado en su postura sobre la marihuana, después de producir su serie dividida en dos partes "Weed", que fue presentada en 2014.

Hoy en día, el cannabis medicinal es legal en 30 estados de los Estados Unidos, la mayoría permite el uso limitado de marihuana medicinal bajo ciertas circunstancias médicas, aunque algunos limitan su uso solo en aceites o pastillas. Actualmente, ocho estados lo han legalizado para uso recreativo.

De igual forma, diversas localidades han establecido su propia reglamentación sobre la marihuana, al despenalizarla, legalizarla, promulgar reglas que ordenan que las autoridades municipales dejen de arrestar a personas por posesión de marihuana, o que los delitos sobre cannabis sean los menos prioritarios en la aplicación de la ley.

Algunos estados

COLORADO

La marihuana de uso medicinal había sido legalizada en Colorado en el año 2000 a través de la Enmienda 20 de la Constitución de Colorado para determinadas afecciones médicas.

En noviembre de 2012, Colorado legalizó el consumo de marihuana para adultos mayores de 21 años al aprobar la Enmienda 64 de la Constitución de Colorado, legalizándola la marihuana no medicinal para su uso recreativo por parte de adultos mayores de 21 años en el estado.

Marihuana recreativa

Mayor de 21 años de edad.

Constituye un delito suministrar, vender o compartir marihuana con una persona menor de 21 años.

Debe comprarse únicamente en tiendas autorizadas.

Máximo 1 onza de marihuana por vez.

No se puede vender. Solamente consumo personal.

El consumo en público es ilegal. Se incluyen los siguientes lugares prohibidos: aceras; parques y parques de diversiones; centros de esquí; lugares de conciertos; negocios; restaurantes, cafeterías o bares, y áreas comunes en edificios de departamentos o condominios.

Es ilegal consumir en otros territorios federales.

Se puede consumir en: una propiedad privada. Sin embargo, los dueños pueden prohibir el consumo y posesión de marihuana en sus inmuebles. Si usted es inquilino, cabe la posibilidad de que no se le permita consumir marihuana en su casa.

Se permiten hasta seis plantas por residente de Colorado mayor de 21 años, y hasta tres plantas en flor al mismo tiempo.

Cabe recordar que los condados y ciudades pueden aprobar leyes más estrictas. Por ejemplo, Denver limita el cultivo en el hogar a 12 plantas, aun cuando en la casa vivan tres o más adultos mayores de 21 años.

Las plantas de marihuana deben mantenerse en espacios cerrados y bajo llave, fuera de la vista de otras personas. Esto quiere decir que las plantas no deben estar al aire libre.

En hogares con residentes menores de 21 años, las plantas de marihuana deben estar bajo llave y en un espacio aparte al que los menores no tengan acceso.

En hogares sin residentes menores de 21 años, se deben adoptar precauciones adicionales para asegurarse de que cualquier menor que llegue de visita no pueda acceder a las plantas de marihuana.

La marihuana de cultivo personal y sus derivados no pueden venderse a nadie; solo los establecimientos de cultivo autorizados pueden hacerlo.

Los propietarios de hoteles pueden prohibir el consumo y la posesión de marihuana en su propiedad; por lo tanto, puede ocurrir que no le esté permitido consumir marihuana en una habitación de hotel. Asegúrese de investigar los lugares donde se quedará durante su estadía en Colorado.

Marihuana medicinal

El Registro para el Uso Medicinal de la marihuana de Colorado es un programa confidencial que abarca todo el estado. Permite a los pacientes con afecciones médicas debilitantes que se inscriban para obtener una tarjeta de identificación y acceder en forma legal a la marihuana de uso medicinal. Las tarjetas se proporcionan a residentes de Colorado y solo son válidas dentro del estado. El Registro está administrado por el Departamento de Salud Pública y Medio Ambiente de Colorado (CDPHE).

WASHINGTON

El estado de Washington firmó una ley en 1996 que permite a los pacientes que tienen una recomendación de un médico colegiado, la posibilidad de consumir marihuana medicinal sin temor a consecuencias legales.

Por el momento, los pacientes registrados pueden adquirir hasta 3 onzas (85 gramos) de cannabis listo para usar en un dispensario con licencia. Los pacientes también tienen derecho a cultivar hasta 6 plantas en su casa y a tener en su poder hasta 8 onzas (223 gramos) de cannabis, siempre que provenga de sus propias plantas.

Marihuana medicinal

Las enfermedades que te permiten convertirte en un paciente de marihuana medicinal en Washington incluyen:

Cáncer

Convulsiones (incluidos los ataques propios de la epilepsia)

Dolor no tratable

Enfermedad de Crohn

Esclerosis múltiple

Glaucoma

Hepatitis C

Insuficiencia renal crónica que requiere diálisis

Lesión cerebral traumática

Náuseas (también las producidas por la anorexia)

Trastorno por estrés postraumático (TEPT)

Trastornos de espasticidad

VIH/SIDA

La biotecnológica británica GW Pharmaceuticals acaba de convertirse en la primera compañía en recibir en Estados Unidos la aprobación para comercializar un tratamiento derivado del cannabis. El fármaco se conoce como Epidiolex y se desarrolló para casos muy raros de epilepsia severa en niños. Se estima que puede generar ventas por valor de 1.200 millones de dólares anuales.

Marihuana recreativa

La posesión de pequeñas cantidades de cannabis para consumo personal está despenalizada en Washington para mayores de 21 años. Por pequeñas cantidades se entiende 1 onza (28 gramos) o menos. El cannabis legal se puede adquirir a través de dispensarios con licencia.

También se permite la compra y posesión de hasta 16 onzas (454 gramos) de productos con marihuana en formato sólido, o de 72 onzas (2041 gramos) de productos con marihuana en formato líquido, y hasta 7 de gramos de concentrados de marihuana.

Aunque la posesión de 1 onza de cannabis es legal en el estado de Washington, si te detienen fumando en público habrá problemas. El consumo es una infracción civil por la que habrá una multa de hasta 100 dólares.

Si te detienen con más de 28 pero menos de 40 gramos en tu posesión, se considera un delito menor castigado con un mínimo de 24 horas y un máximo de 90 días de prisión y una multa de hasta 1.000 dólares.

La posesión de una cantidad superior a 40 gramos se considera un delito grave que podría acarrear una increíble condena de cárcel de 5 años y además una buena multa de hasta 10.000 dólares.

FINLANDIA

El cannabis se considera una droga ilícita de la misma manera que la heroína y conlleva las mismas penas. Sin embargo, existe una distinción legal entre la posesión de una pequeña cantidad para uso personal, considerada un delito menor y que resulta en una multa o una pena de prisión de hasta seis meses, y delitos graves punibles con uno a diez años de prisión. El cannabis medicinal es legal en algunas formas, pero se limita estrictamente a casos de cáncer, esclerosis múltiple, lesión de la médula espinal y glaucoma con prescripciones caso por caso.

FRANCIA

La posesión, venta, cultivo y uso de cannabis son ilegales. Sativex, un tratamiento para el dolor de la esclerosis múltiple, teóricamente está disponible bajo prescripción, pero las autoridades médicas aún no han logrado ponerse de acuerdo sobre el precio de venta. Sin embargo, existen muchos argumentos para la legalización. El gobierno ha anunciado que quiere imponer multas a los usuarios de cannabis para minimizar los costos de procedimiento de acudir a los tribunales. Por otro lado, la despenalización todavía no es relevante, ya que cualquier asunto sobre el cannabis siempre puede llevar a un proceso penal.

GRECIA

La posesión y el consumo son ilegales, pero las personas arrestadas con pequeñas cantidades y para uso personal rara vez son acusadas. Grecia legalizó el uso médico del cannabis en julio de 2017.

HOLANDA

Países Bajos

Una política de no aplicación, también conocida como descriminalización de facto, está en vigor. La posesión y el cultivo son ilegales pero tolerados y despenalizados por debajo de 5 gramos y 5 plantas (con una herramienta de cultivo). Por otro lado, el uso y el comercio están prohibidos fuera de las cafeterías. La pena máxima por importar o exportar cualquier cantidad de cannabis es de cuatro años de prisión y una posible multa de € 67.000. La mayoría de las tiendas trabajan con el mercado negro, no pueden tener más de 500 g de hachís o hierba bajo el mostrador, y no pueden venderles a menores. Los extractos de cannabis están prohibidos a la venta porque se consideran como drogas duras. En 1972, el informe "Touwtrekkenomhennep" concluyó que el consumo responsable de cannabis era factible (como se había comprobado en la práctica) y comparable con el consumo de alcohol y tabaco. En interés de la salud pública y con el fin de desocupar los recursos policiales para poder dedicarse a luchar contra la heroína, el gabinete ministerial quiso excluir el cannabis y el hachís del ámbito del derecho penal lo más rápido posible. El objetivo era la despenalización completa, pero se convirtió en un proceso largo debido a los convenios internacionales. Mientras tanto, se despenalizó el consumo de cannabis, convirtiendo a los Países Bajos en el primer país en el mundo en hacerlo.

Marihuana recreativa

La posesión y el consumo de cannabis suponen un delito, pero se toleran en determinadas circunstancias. Una persona puede llevar encima un máximo de 5 gramos de marihuana, o hachís, sin correr el riesgo de ser procesada. Si la policía lo encuentra encima, puede confiscarlo, y si se niega, puede ser detenido. La posesión de más de 5 gramos puede interpretarse como uso comercial y conlleva una multa de hasta 3.500 €. La posesión de más de 30 gramos es un delito que acarrea una pena máxima de prisión de dos años y/o una multa de hasta 16.750 €.

No se permite el consumo de cannabis en público. Sin embargo, en concreto, en el centro de Ámsterdam, la posibilidad de que alguien que esté consumiendo cannabis, pero no cause molestias, tenga un encontronazo con la policía es remota.

El cultivo de cannabis es un delito, pero se tolera cultivar 5 plantas para uso personal. A cualquier persona a la que se encuentre con 5 plantas, pero que no sea productor profesional, se le confiscará todo el equipo, pero no será procesada. Cinco plantas en un entorno profesional son cuestionables, mientras que cualquier cantidad superior a 5 plantas conduce, irrevocablemente, a ser acusado ante un tribunal.

HUNGRÍA

No hay distinción en Hungría entre diferentes drogas. El uso de heroína es castigado como el del cannabis. Sin embargo, el Código Penal distingue entre posesión y venta. En caso de infracción, si la persona tiene menos de 1 g de sustento de THC (entre 80 y 120 g de cannabis), no puede ser castigada. Más allá de eso, enfrenta fuertes sentencias de prisión.

INDIA

El cannabis también es ilegal pero tolerado en varias provincias (Bengala Occidental, Bihar, Orissa Tripura y Nordeste). También hay campos enteros de cannabis silvestre en algunos lugares.

SUDESTE DE ASIA

Mientras que Tailandia, Laos, Vietnam o Indonesia prohíben el cannabis (y penalizan fuertemente incluso la tenencia), Camboya ha despenalizado en la práctica el consumo de cannabis, por lo que es un destino de elección para los fumadores. Algunos restaurantes incluso lo cocinan como condimento o como acompañamiento.

IRLANDA

Primer país en haber iniciado un proyecto de ley sobre la legalización del cannabis en Europa en noviembre de 2013. El proyecto de ley fue rechazado por 111 votos contra 8.

ISRAEL

El gobierno israelí ha despenalizado el uso del cannabis el 5 de marzo de 2017. El consumo público solo se sanciona con una multa de 1000 shekels (alrededor de 250 euros) la primera vez. La cuarta ofensa, por otro lado, conducirá a procedimientos legales y penales.   Israel es conocido por su industria médica de investigación de cannabis, la más avanzada del mundo.

ITALIA

La posesión de pequeñas cantidades se despenaliza y puede sancionarse con multas. El uso de cannabis está permitido para uso médico, y probablemente pronto sea legal para uso recreativo, hasta 5 plantas por persona.

JAMAICA

Jamaica ha despenalizado la posesión y el cultivo autorizado para uso personal (5 plantas y ningún fertilizante).

JAPÓN

El cannabis es ilegal y castigable con 5 a 10 años de prisión. Aunque pocas personas saben, el cannabis se ha cultivado durante mucho tiempo en Japón.

LUXEMBURGO

Desde 2001, el consumo y la posesión de pequeñas cantidades de cannabis para uso personal solo están sujetos a multas o sanciones administrativas. Sin embargo, cualquier actividad relacionada con su negocio se castiga con encarcelamiento y fuertes multas.

MAGREB

Las leyes oficiales sobre el tratamiento global del cannabis no son
todas conocidas. Para resumir, se dirá que la posesión, la cultura y
la venta son en su mayoría ilegales en el territorio africano, pero
que las leyes a menudo no se aplican, con el notorio ejemplo de los
países del Magreb, lugar de gran cultivo de cannabis.

MALTA

La posesión está prohibida, pero los procedimientos legales, en el
caso del uso personal, son muy raros, lo que da lugar a un uso
generalizado en la isla. Ahora se permite el uso de aceite de
cannabis, así como la importación de Bedrocan si es recetado por
dos médicos.

MEDIO ORIENTE

El Medio Oriente es, por supuesto, conocido por su cultura del
cannabis. Las leyes locales, sin embargo, realmente no reflejan este
legado histórico.

MÉXICO

En México se considera absolutamente ilegal e incluso la ley
prohíbe la difusión de información para hacerse de marihuana por
cualquier medio (el cultivo personal incluido). En este país,
prácticamente cualquier actividad relacionada con esta planta
conlleva años de cárcel, excepto su posesión para consumo
personal.

En 2005, se envió una reforma de ley a la Cámara de los Diputados para descriminalizar incluso este tipo de consumo y dicha iniciativa fue aprobada con varias reformas en abril de 2006 y establece entre otras cosas que la policía no podrá sancionar a quienes tengan en su posesión hasta cinco gramos de marihuana. Posteriormente, en abril de 2009 el Congreso de la unión despenalizó la posesión de hasta cinco gramos de esta planta, estrictamente para consumo personal, dentro de un paquete de reformas que pretende hacer más eficiente la lucha contra el narcotráfico.

Marihuana recreativa

El 2015, la Suprema Corte de Justicia de la Nación presentó la sentencia en la que concedió amparo a cuatro personas para que puedan cultivar, poseer, transportar y consumir mariguana con fines recreativos. Estas cuatro personas son miembros de la Sociedad Mexicana de Autoconsumo Responsable y Tolerante, un club que defiende el derecho humano de libertad de elección frente al consumo de la marihuana.

Específicamente en México las leyes prohíben su venta, consumo y posesión, aun así, las recientes reformas podrían ser el indicio de una legalización total, posibilidad que genera enorme controversia.

En noviembre de 2015, el tribunal supremo mexicano declaró que las leyes que penalizan la posesión, el consumo y el cultivo de marihuana violan los derechos humanos básicos. Según este tribunal, la libre expresión de los derechos humanos incluye el derecho a consumir marihuana con cualquier fin.

¿Y para los turistas? No hay que comprar más de 5 gramos a la vez, independientemente de dónde se adquiera la hierba. No es difícil de encontrar - sobre todo en zonas turísticas.

NORUEGA

La posesión de menos de 15 gramos se considera uso personal y se castiga con una multa de 1.500 a 15.000 coronas (160 a 1.600 €). La reincidencia es castigada más duramente. Cantidades más grandes se castigan con penas de prisión.

NUEVA ZELANDA

El cannabis es ilegal en Nueva Zelanda, pero se planea un referéndum sobre el tema para 2020.

PARAGUAY

En Paraguay, en el artículo 30 de la Ley 1340/88 de la Secretaría Nacional Antidrogas indica que la posesión de hasta 10 gramos de cannabis es considerada consumo personal o para uso médico y está exento de pena, pero la tenencia de dosis por encima de la Ley, y la plantación, cultivación, recolección y venta está penalizado hasta 20 años de prisión.

PERÚ

Está permitido el consumo, mas no la venta ni el cultivo. La compra de semillas sí está penalizada por la ley bajo el artículo 296-A del Código Penal. Se puede poseer hasta un máximo 8 gramos de marihuana y 2 gramos de sus derivados, siempre que sea para consumo personal, según el artículo 299 del código penal peruano. A partir del 19 de octubre del 2017, se aprobó la ley de uso medicinal de la marihuana.

POLONIA

A pesar del intento de aprobar leyes para los consumidores o la posesión de pequeñas cantidades en 2011, el cannabis seguía siendo ilegal en Polonia. El uso legal se legalizó en junio de 2017.

PORTUGAL

En 2001 Portugal se convirtió en el primer país europeo que oficialmente abolió las penas criminales para personas en posesión de drogas, incluida la marihuana, cocaína, heroína y metanfetaminas.Fue para tratar a los drogadictos como enfermos y no como criminales. El consumo de cannabis se despenaliza, pero su tráfico se castiga con cuatro a doce años de prisión.

No es que se haya liberado completamente el consumo, sino que se abolió el concepto criminal de delito y se remplazó por una sanción administrativa si la persona es descubierta con más del límite permitido.

Marihuana recreativa

La legislación portuguesa establece que una persona puede llevar hasta 10 dosis diarias de cannabis o hachís. Cada dosis diaria de cannabis es 2,5 gramos, y el hachís es 0,5 gramos, por lo que la cantidad total que se permite es de 25 gramos de marihuana y 5 gramos de hachís.

Si una persona es sorprendida con una cantidad superior a estos límites, se considera en posesión para la venta.

Más allá de la posesión, su consumo en lugares públicos no está permitido.

Marihuana medicinal

El Parlamento portugués aprobó un proyecto de ley que legaliza el uso del cannabis para fines terapéuticos y permitirá que los pacientes puedan comprarlo en las farmacias con receta médica.El proyecto, elaborado por la Comisión de Salud a partir de textos presentados por el Bloque de Izquierda y el Partido de las Personas, los Animales y la Naturaleza, obtuvo el voto a favor de todas las formaciones excepto del democristiano CDS, que se abstuvo.

El texto recoge que debe ser un médico quien prescriba el uso del cannabis o de productos a base de esta planta y que emitirá una receta para que el paciente pueda comprarlo en una farmacia.

El cannabis sólo podrá ser recetado en caso de que otras terapias convencionales no den resultado o tengan efectos adversos para el paciente, y los productos deberán estar autorizados por Infarmed, la autoridad portuguesa del medicamento.

Los textos iniciales incluían la posibilidad de que el paciente pudiese recurrir al autocultivo, pero este punto fue eliminado durante su tramitación parlamentaria.

Después, más de un centenar de médicos, investigadores y pacientes lusos firmaron una carta abierta en la que pedían al Parlamento portugués la legalización del cannabis para uso terapéutico.

En concreto

El consumo de drogas, incluida la marihuana, está prohibido, pero desde 2001 la posesión de drogas está despenalizada. Así una persona detenida por la policía que lleve encima una cantidad de droga que no supere un determinado nivel -si lo supera es un traficante y por tanto es puesto a disposición judicial- es conducida ante una comisión de seguimiento dependiente del ministerio de

Sanidad que le dirigirá a un centro de desintoxicación si fuera necesario, pero sin que conste en ningún fichero policial o judicial.

El éxito de esta nueva política de no criminalizar la posesión de drogas ha sido notable, ya que el consumo ha disminuido. En cuanto al cannabis Portugal se encuentra en el puesto número 18 de la Unión Europea, mientras que la vecina España ocupa el tercer lugar.

REINO UNIDO

Marihuana medicinal

El Gobierno británico revisará la legislación sobre el consumo de cannabis con fines médicos, tras la polémica suscitada en el país por la hospitalización de un niño epiléptico después de que su medicación a base de aceite de cannabis fuese confiscada.

La esposa de la estrella de rugby **Tom Youngs** dijo que su cáncer terminal *"se fue"* después de un año de terapia alternativa qué incluyó el aceite de cannabis y ayunos de más de quince horas.

La policía de Brixton (Inglaterra) declaró que no arrestarían a nadie por la posesión de cannabis y únicamente llevarían a cabo una amonestación y confiscarían el cannabis. Siguiendo este modelo, en octubre de 2001 se recomendó la reclasificación del Cannabis de la Clase B a la Clase C. El consumo de cannabis nunca ha sido ilegal, pero la posesión continúa siendo un delito.

En **Escocia**, el gobierno refleja la reciente política de SNP, según lo establecido en su conferencia de octubre de 2016, cuando los delegados del partido respaldaron la despenalización del cannabis medicinal e hicieron un llamamiento al gobierno del Reino Unido para que transfiera los poderes necesarios para regular el uso del medicamento.

Un año más tarde, el SNP aprobó una moción adicional en la que declaraba que los ministros de Escocia deberían embarcarse en una nueva revisión de la política de drogas y examinar el caso para una legalización completa. Hasta el momento, tal revisión no ha tenido lugar.

Marihuana medicinal

El gobierno británico ha anunciado la legalización del cannabis terapéutico, pero adelantó que no se trata de un paso hacia la legalización para uso recreativo. Según el ministro, "Ofrecer cannabis terapéutico a través de prescripciones mejorará las vidas de los pacientes que actualmente están sufriendo".

La posesión de cannabis es ilegal en este país y puede conllevar penas de prisión además de multas económicas. Pero, aunque la tenencia es ilegal, las autoridades competentes pueden sólo amonestar si es la primera vez que encuentran a una persona con marihuana. Si es reincidente, esto puede acarrear penas privativas de libertad de hasta 5 años, aunque rara vez se suele aplicar esta pena máxima.

Por lo que se refiere al cultivo de cannabis también se condena con una pena máxima de 14 años y con multas ilimitadas. La ley especifica que se pueden tener en cuenta circunstancias atenuantes en los casos de necesidad médica, y en la práctica, se encarcela a muy pocos individuos con enfermedades médicas graves que cultiven pequeñas cantidades para su consumo terapéutico.

En concreto

El cannabis sigue siendo ilegal en el Reino Unido, aunque la represión contra los usuarios es muy baja. Esta relajación ha permitido la creación de muchos Clubes de Cannabis. Sativex está disponible, además de la quimioterapia, para tratar las náuseas y los vómitos o la espasticidad en la esclerosis múltiple

REPÚBLICA CHECA

La posesión de menos de 15 gramos para un propósito personal o una pequeña plantación se castiga con una multa, lo que convierte a la República Checa en un destino popular para los fumadores. El uso médico (bajo prescripción) de cannabis ha sido autorizado y regulado desde el 1 de abril de 2013.

REPÚBLICA DE SUDAFRICA

Desde el 31 de marzo de 2017, el uso de cannabis en un entorno privado y recreativo se ha convertido en legal a raíz de una decisión judicial, pero no se ha seguido ninguna reforma y la situación parece estar paralizada. El cannabis medicinal parece ser legal. En EnLesotho, sin salida al mar en Sudáfrica, el cultivo y el tratamiento del cannabis para uso terapéutico y científico ahora es legal.

RUMANÍA

En 2013, se permitió el uso médico de los derivados del cannabis, pero el cannabis continúa siendo clasificado como un "medicamento de riesgo", aunque las sanciones asociadas generalmente son menos gravosas que para otras drogas. De conformidad con la Ley 143/2000, todo el tráfico de cannabis se castiga con penas de 2 a 7 años de prisión, mientras que los delitos de uso personal solo se castigan con una multa o de 3 meses a 2 años de prisión.

RUSIA

El cannabis es ilegal, aunque la posesión de menos de 6 gramos no es un delito. La posesión o el transporte de más de 6 gramos y el cultivo de más de 6 pies, llevarán directamente a la prisión.

SRI LANKA

Los países con culturas hindú y tamil usan cannabis como medicina, infusión o inhalación. En Sri Lanka el cannabis sigue siendo ilegal, pero su uso es generalizado. No es raro ver plantas de marihuana silvestre en el campo de Sri Lanka.

SUIZA

En la actualidad, la situación del cultivo de cannabis es incierta. El 1 de enero de 2012, se permitió a los ciudadanos privados de siete cantones, incluidos Ginebra y Basilea, cultivar hasta cuatro plantas de cáñamo para consumo personal, permiso que fue rechazado en octubre de 2012. En la práctica, a pesar de la ley, en general se pasa por alto el cultivo de un número limitado de plantas para uso personal.

Marihuana medicinal

La situación del cannabis medicinal es muy incierta. En la ley actual no existe una provisión explícita que haga referencia a su uso médico. En la práctica, sin embargo, no es probable que se persiga el uso terapéutico. Los pacientes interesados en el cannabis que solo contiene CBD y en los productos que tienen CBD, no tendrán ningún problema, ya que el CBD es totalmente legal en Suiza, al no contener más de 1% de THC. No obstante, las empresas de seguros de salud no la cubren.

Marihuana recreativa

Hasta el comienzo del nuevo siglo, el cannabis era fácil de conseguir y barato, pues había un vacío legal en la ley que permitía el cultivo de cannabis para consumo propio, y también la venta marihuana cultivada tanto en interior como en exterior. Cualquier persona mayor de 18 años podía cultivar cannabis. Pero cuando Suiza se unió a las Naciones Unidas, el país se vio obligado a cumplir el mandato del organismo, por lo que el cannabis se penalizó de nuevo en 2002.

La situación volvió a cambiar en 2011. El cannabis con un contenido de THC reducido (menos de un 1%) volvió a ser legal. Y desde entonces, las cosas se han puesto muy interesantes. A finales de 2016, hubo emprendedores que se apresuraron a montar tiendas para vender la droga, de las que hay ahora más de 140. La mayoría tiene menos de 6 meses. El plan es gravar y regular el cannabis con poco THC como justificación económica para llevar a cabo más reformas.

En 2016, las ciudades de Zúrich, Basilea, Berna y Ginebra reconocieron que estaban planeando establecer clubes de cannabis piloto. La idea consistía en establecer un estudio piloto para entender su utilidad. Durante cuatro años se permitirá que se unan a ellos 2.000 personas.

Según un caso judicial de 2013, la posesión de hasta 8 gramos de cannabis está despenalizada, y no tendría por qué conllevar una multa.

El cáñamo es totalmente legal (siempre que tenga menos de 1% de THC). Las tiendas que venden semillas de cáñamo también pueden vender semillas con un contenido alto en THC.

En concreto:

Se despenaliza la posesión de menos de 10g y se le aplica una multa de 100 francos suizos (90 €). Las ventas, el cultivo y el transporte son ilegales. Los cantones de Neuchatel, Vaud, Ginebra y Friburgo permitieron cultivar 4 pies de cannabis por persona en 2012 si las plantas tenían menos del 1% de THC, pero estas leyes cantonales quedaron invalidadas ya que la ley federal debe prevalecer.

UCRANIA

Se despenaliza la posesión de menos de 5g, al igual que el cultivo de 10 pies como máximo.

URUGUAY

A mediados del año 2012, comienzó en Uruguay un amplio debate sobre la legalización de la venta de marihuana.

El 31 de julio de 2013 el proyecto de ley que permite el autocultivo, la creación de clubes de cultivadores y la venta legal de cannabis, recibe media sanción en la cámara de diputados.

El 10 de diciembre de 2013 el Senado le da sanción definitiva a la ley legalizando así la venta y producción de marihuana, como también la producción de cáñamo industrial y el autocultivo de hasta seis plantas para uso personal. De esta manera, Uruguay se convierte en el primer país en legalizar la producción y venta de marihuana.

El 24 de diciembre de 2013, la ley 19.172 fue promulgada por el Poder Ejecutivo, y el 7 de enero de 2014 en Uruguay, entró en vigor la ley denominada "ley de la marihuana".

Así que, en el continente americano, Uruguay se convertía en julio de 2017 en el primer país del mundo en legalizar el mercado y consumo libre de cannabis, lo que ha alentado a otros países vecinos a plantearse nuevas formas de regulación.

El artículo 223 del Código Penal establece que "el que (...) ejerciere el comercio de substancias estupefacientes, tuviere en su poder o fuere depositario de las mismas, será castigado con seis meses de prisión a cinco años de penitenciaría". Está penada la tenencia y el comercio de drogas, aunque no su consumo. En la práctica, si una persona posee una cantidad de droga para consumo personal no es penada. Los jueces son quienes determinan si la cantidad es para consumo propio o para la venta.

Cuando el cliente acude a una farmacia –único lugar donde se vende libremente- a la entrada, un farmacéutico pide a cada uno de ellos que pongan su huella en un escáner. El dispositivo electrónico está conectado a una base de datos gubernamental que les autorizará, o no, a su dosis semanal de 10 gramos de marihuana legal. El producto es de alta calidad, controlado por el Estado y garantiza un efecto excelente.

En la calle, 25 gramos de marihuana costarían 3.000 pesos, (unos 85 euros) por algo que probablemente lleve una alta cantidad de pesticidas, semillas y tallos, pero aquí la misma cantidad cuesta sólo 30 dólares [unos 25 euros], con garantía de máxima calidad, y en paquetitos termo sellados de cinco gramos.

En sus inicios, la potencia de la primera marihuana legal no pudo satisfacer a los consumidores. El gobierno cometió un error porque el primer lote que lanzó al mercado en julio tenía sólo un 2% de THC o tetrahidrocannabinal, el principal psicoactivo de los componentes del cannabis. Era mucho más bajo que los niveles encontrados en el cannabis para uso recreativo en estados como Colorado. El gobierno captó el mensaje rápidamente y aumentó el nivel a un 9% de THC.

VENEZUELA

En 1993 se cambió la pena de cárcel con "medidas de seguridad social" para la posesión de hasta 20 gramos de cannabis. El porte de drogas para el uso personal se castiga con tratamiento obligatorio.

En el 2010, revirtieron el cambio:

Artículo 153 Posesión ilícita: El o la que ilícitamente posea estupefacientes, sustancias psicotrópicas, sus mezclas, sales o especialidades farmacéuticas o sustancias químicas, con fines distintos a las actividades lícitas así declaradas en esta Ley o al consumo personal establecido en el Artículo 131 de esta Ley, será penado con prisión de uno a dos años. A los efectos de la posesión se apreciará la detentación de una cantidad de hasta dos (2) gramos para los casos de posesión de cocaína y sus derivados, compuestos o mezclas; hasta veinte (20) gramos para los casos de marihuana, o hasta cinco (5) gramos de marihuana genéticamente modificada y hasta un (1) gramo de derivados de amapola, que se encuentre bajo su poder o control para disponer de ella.

Asimismo, el Artículo 149 Tráfico: El o la que ilícitamente trafique, comercie, expenda, suministre, distribuya, oculte, transporte por cualquier medio, almacene o realice actividades de corretaje con las sustancias o sus materias primas, precursores, solventes y productos químicos esenciales desviados a que se refiere esta Ley, aun en la modalidad de desecho, para la producción de estupefacientes o sustancias psicotrópicas, será penado o penada con prisión de quince a veinticinco años. Si la cantidad de droga no excediere de cinco mil (5000) gramos de marihuana, mil (1000) gramos de marihuana genéticamente modificada, mil (1000) gramos de cocaína, sus mezclas o sustancias estupefacientes a base de cocaína, sesenta (60) gramos de derivados de amapola o quinientas (500) unidades de drogas sintéticas, la pena será de doce a dieciocho años de prisión.

Si la cantidad de droga excediere de los límites máximos previstos en el artículo 153 de esta Ley y no supera quinientos (500) gramos de marihuana, doscientos (200) gramos de marihuana genéticamente modificada, cincuenta (50) gramos de cocaína, sus mezclas o sustancias estupefacientes a base de cocaína, diez (10) gramos de derivados de amapola o cien (100) unidades de drogas sintéticas, la pena será de ocho a doce años de prisión.

Si la cantidad de drogas no excede de mil gramos de marihuana, (...) la pena será de seis a ocho años de prisión.

Si fuere un distribuidor de una cantidad menor a las previstas o de aquéllos que transportan estas sustancias dentro de su cuerpo, la pena será de cuatro a seis años de prisión."

URUGUAY

Legalizó la posesión, cultivo y venta de cannabis y sus derivados el 20 de diciembre de 2013. El mercado de cannabis está regulado por una agencia gubernamental. Las personas pueden cultivar hasta seis plantas, mientras que los "clubes de cannabis" pueden crecer hasta 99 plantas. La compra también es posible en la farmacia con un techo de 40g por mes. Atención: a los extranjeros no se les permite comprar o consumir en Uruguay y conducir bajo cannabis, y la promoción de sus derivados está prohibida.

ZIMBABWE

Legalizó el cultivo de cannabis con fines terapéuticos y científicos. Antes lo permitía solo en el contexto de la medicina tradicional

CAPÍTULO 7

USOS TERAPÉUTICOS

Historia de la Marihuana Medicinal

Históricamente, la marihuana fue utilizada como medicina botánica desde los siglos XIX y XX. En la actualidad, la declaración de que la marihuana posiblemente sea una panacea es sustentada por numerosos estudios que acreditan su potencial curativo a su contenido de cannabidiol.

Los canabinoides interactúan con el cuerpo a través de los receptores de cannabinoides de origen natural que son integrados en las membranas celulares alrededor del cuerpo.

Hay receptores cannabinoides cerebrales, pulmonares, hepáticos, renales y en el sistema inmunológico. Tanto las propiedades terapéuticas como las psicoactivas de la marihuana, ocurren cuando un cannabinoide activa a un receptor de cannabinoides.

Todavía hay investigaciones en curso que estudian el impacto en la salud, pero hasta la fecha, se sabe que los receptores cannabinoides desempeñan un importante papel en muchos procesos corporales, incluyendo la regulación metabólica, dolor, ansiedad, desarrollo óseo y función inmunológica.

El Dr. Allan Frankel, un internista certificado en California, de manera personal, prácticamente ha observado desaparecer los tumores en algunos pacientes, al no utilizar ninguna otra terapia, excepto tomar de 40 a 60 miligramos de cannabinoides diarios.

Otras enfermedades comunes que son tratadas con marihuana medicinal incluyen:

•Trastornos del estado de ánimo

•Trastornos neurológicos degenerativos, tales como la distonía

•Esclerosis múltiple

•Enfermedad de Parkinson

•Trastorno de estrés postraumático (TEPT)

•Convulsiones

Además, CBD actúa como un excelente analgésico y funciona bien para abordar los problemas de ansiedad. Por otro lado, se ha demostrado que cuando el aceite de cannabis es aplicado tópicamente, cura las quemaduras solares.

Usted puede consultar las últimas investigaciones en:

ProCon.org, incluye 60 estudios revisados por pares sobre marihuana medicinal y extractos de cannabis, publicados entre 1990 y 2014, que están clasificados en función de la enfermedad que abordan.

El Instituto Nacional sobre el Abuso de Drogas, proporciona información sobre los ensayos preclínicos y clínicos en curso que evalúan la marihuana y diversos extractos para el tratamiento de un sin número de padecimientos, incluyendo enfermedades autoinmunológicas, como la esclerosis múltiple y el Alzheimer, y la inflamación, dolor y trastornos mentales.

The Journal of Pain, es una publicación de la Asociación Americana del Dolor que cuenta con una larga lista de estudios sobre los efectos analgésicos del cannabis.

PubMed, es un recurso público de búsqueda que contiene una gran cantidad de investigaciones médicas, incluyendo estudios que involucran al cannabis.

Cancer.gov, el sitio web sobre cáncer del gobierno de los Estados Unidos, contiene investigaciones relacionadas con el uso del cannabis.

Diferentes opciones médicas para su aplicación

•Inhalación

Permite al paciente dosificar la dosis. Tiene un efecto instantáneo, ya que el medicamento llega rápidamente a los pulmones y es absorbido a través de los capilares en el torrente sanguíneo. Los efectos del cannabis inhalado duran aproximadamente cuatro horas.

•Como cigarrillo

Puede fumarlo directamente o en forma de cigarrillo (enrollado a mano o en máquina), en pipa, o bong (pipa de agua).

Aunque se considera que fumar la marihuana medicinal en forma de hierba es ineficiente debido a que el medicamento se va junto con el humo cuando se quema el cigarrillo; es más aconsejable fumar pequeñas cantidades en una pipa de agua, ya que el humo fresco es menos irritante para las vías respiratorias.

•Vaporización

Al igual que un tratamiento con nebulizador, el cannabis puede ser calentado para liberar el medicamento en los vapores y ser inhalado por el paciente.

•Por vía sublingual (bajo la lengua) u oramucosal (en la cavidad oral)

Esto es posible al utilizar aceites o tinturas, de esta manera llega fácilmente al torrente sanguíneo y proporciona un rápido efecto.

Las tinturas pueden ser administradas a través de un gotero debajo de la lengua o rociadas en la boca, para ser absorbidas en la cavidad oral. Esto es muy recomendable para los pacientes que no fuman.

•Ingestión oral

Los pacientes que no fuman también pueden tomar la marihuana medicinal a través de pastillas que son los productos comestibles del cannabis en forma de té, galletas o brownies.

El principal inconveniente de este enfoque es que debido a que los cannabinoides son liposolubles, puede haber problemas al momento de absorberlos, en función del metabolismo del paciente. Una buena solución para este problema es utilizar mantequilla de cannabis, que se mezcla muy bien con los cannabinoides liposolubles.

•Aplicación tópica

El cannabis puede ser aplicado en forma de ungüento, loción, o cataplasma, para tratar las inflamaciones cutáneas, artritis, y dolor muscular.

No está claro cómo los cannabinoides son absorbidos vía transdérmica, aunque se cree que los responsables de ello son los terpenoides y flavonoides más solubles, los cuales también tienen propiedades antiinflamatorias.

Observaciones generales

Existen marcadas diferencias en el conocimiento sobre los usos médicos del cannabis y los cannabinoides en diferentes enfermedades. Para las náuseas y los vómitos asociados con la quimioterapia del cáncer, la anorexia y la caquexia en el VIH / SIDA, el dolor crónico, especialmente el dolor neuropático, la espasticidad en la esclerosis múltiple y la lesión de la médula espinal, existe una fuerte evidencia de beneficios médicos. Para muchas otras indicaciones, como la epilepsia, el prurito y la depresión, hay muchos menos datos disponibles. Sin embargo, la evidencia científica para una indicación específica no refleja necesariamente el potencial terapéutico real para una enfermedad dada.

Los estudios clínicos con cannabinoides individuales o preparaciones de plantas enteras (cannabis ahumado, extracto de cannabis) a menudo se han inspirado en experiencias anecdóticas positivas de pacientes que usan productos de cannabis crudo. El efecto antiemético, el aumento del apetito, los efectos relajantes, la analgesia y el uso terapéutico en el síndrome de Tourette, se descubrieron de esta manera.

Las observaciones incidentales también revelaron efectos terapéuticamente útiles. Esto ocurrió en un estudio con pacientes con enfermedad de Alzheimer en el que el problema principal era un examen de los efectos estimulantes del apetito con el THC. No solo aumentó el apetito y el peso corporal, sino que también disminuyó el comportamiento alterado entre los pacientes.

El descubrimiento de la disminución de la presión intraocular con la administración de THC a principios de la década de 1970 también fue fortuito. Otras indicaciones interesantes que no se han investigado científicamente, pero siguen siendo problemas comunes en la medicina moderna, pueden beneficiarse del tratamiento con cannabis o cannabinoides. Por este motivo, se han realizado encuestas a individuos que usan cannabis terapéuticamente. Se llevaron a cabo con entrevistas orales no estandarizadas en el curso de investigaciones de instituciones estatales o científicas (Comité Selecto de la Cámara de los Lores sobre Ciencia y Tecnología en el Reino Unido, Instituto de Medicina de EE. UU.), sobre el potencial terapéutico del cannabis mediante encuestas anónimas, utilizando cuestionarios estandarizados.

Uso terapéutico

Como se mencionó anteriormente, el cuerpo produce sus propios cannabinoides, similares a los que se encuentran en la marihuana, pero en cantidades mucho más pequeñas. Al parecer, estos endocannabinoides realizan funciones de señalización similares a los neurotransmisores del cuerpo, como la dopamina y serotonina.

Los receptores cannabinoides se encuentran en las membranas celulares de todo el cuerpo. De hecho, ahora los científicos consideran que podrían representar el sistema receptor más extenso.

Si bien, se ha limitado la realización de investigaciones debido a su clasificación como sustancia controlada, aún cuenta con una extensa variedad de beneficios medicinales. Por ejemplo, se ha descubierto que el cannabis es útil en el tratamiento de:

Trastornos mentales, incluyendo el trastorno de estrés postraumático.

Trastornos del estado de ánimo y síndrome de Tourette.

Trastornos convulsivos, como epilepsia.

Dolor (un estudio indicó que, tres bocanadas de marihuana al día, durante cinco días, disminuían el dolor nervioso crónico).

Artritis reumatoide

Espasticidad, distonía y temblores.

Enfermedades cardiacas

Esclerosis múltiple y otros problemas autoinmunológicos.

Autismo

Enfermedad de Parkinson

Síndrome de fatiga crónica

Cáncer, incluyendo al melanoma, leucemia y cáncer cerebral, de mama, próstata, pulmón, cabeza y cuello, tiroides, colon y pituitaria.

Náuseas, vómitos y falta de apetito.

Insomnio

Glaucoma

VIH/SIDA

Esclerosis lateral amiotrófica

Enfermedad de Crohn

Anorexia

Enfermedad de Alzheimer (el gobierno de los Estados Unidos, a través del Departamento de Salud y Servicios Humanos, posee una patente sobre CBD como neuroprotector).

Hepatitis C

Caquexia (síndrome de desgaste físico).

Asma

Dependencia y abstinencia hacia las drogas.

Presión sanguínea alta

CAPÍTULO 8

INFORMES CIENTÍFICOS

Green Bridge Medical es una corporación profesional donde van los pacientes, realizan investigaciones y proporciona educación médica y al paciente junto con otros compromisos con la comunidad. A pesar de sus beneficios, el uso de cannabis en lugar de otros medicamentos tiene muchos desafíos."Es un proceso complicado –dicen- ya que hay que trabajar dentro y fuera del sistema médico, y hacer los extractos en dosis disponibles."

"Muchos pueden decir que la idea del cannabis medicinal es aborrecible o algo "incorrecto," pero hay todavía interés en hacer creer a la población que es un medicamento peligroso que lo conducirá por un camino ilícito.

Muchos no se dan cuenta de que los medicamentos recetados en realidad tienen un potencial mucho mayor de crear adicción. La adicción legal de medicamentos también está cobrando vidas en cifras enormes. En el Reino Unido, un millón de personas son adictas a analgésicos y tranquilizantes de venta libre (OTC) y recetados.

Eso es mucho más que el número de adictos a los medicamentes ilegales.En los Estados Unidos en el 2010 había cuatro veces más muertes de mujeres por sobredosis de analgésicos con receta que las muertes combinadas por cocaína.

Los productos farmacéuticos en general se encuentran entre las principales causas de muerte en los Estados Unidos –una tercera parte del total- y algunos medicamentos han matado a decenas de miles de personas. El analgésico Vioxx es un ejemplo clásico, que ha matado a más de 60.000 antes de ser retirado del mercado.

El medicamento para la diabetes Avandia es otro, y más recientemente, un estudio estimó que, en un lapso de cinco años, unas 800.000 personas en Europa fallecieron por el uso inadecuado de los beta-bloqueadores en pacientes sometidos a cirugía no cardiaca. Las muertes atribuidas al cannabis son casi inexistentes en comparación con esto.

El tema del abuso y la negligencia está ahí, pero creo que es relativamente pequeño. Creo que se ha demostrado que la afirmación de que es un medicamento que conduce a la adicción es profundamente incorrecta.

Aunque el cannabis en alguna medida es un medicamento que puede inducir a la adicción (que no creo que lo sea), debe ser legalizado para proteger a la cuestión de que propicia la adicción a medicamentos, porque la legalización abriría sus puertas.”

Diferencia entre la Marihuana Medicinal y Recreativa

El cannabis se cultiva en el norte de Europa desde antes de la última Edad de Hielo. Incluso en aquel entonces, había dos grupos muy distintos de cepas. Una de ellas era el cannabis; el otro era el cáñamo. Hay bastante confusión acerca de las similitudes y diferencias entre estas dos plantas. Mientras que son subespecies de la misma especie vegetal, su aspecto es muy diferente en formas que realmente importan cuando se trata de su uso medicinal.

Lo que tienen en común es que ambas contienen el cannabidiol (CBD), que tiene propiedades medicinales. Sin embargo, la cantidad de CBD, difiere en gran medida entre los dos. Por lo tanto, la dosificación, es dramáticamente diferente si intenta utilizar el cáñamo en lugar de cannabis, ya que este último, el cannabis, es hasta 100 veces más potente. Otra diferencia que aparece ser importante en términos de su utilidad como lo indica la medicina, son los diferentes perfiles de terpenos. El cáñamo contiene muy poco de estos valiosos compuestos medicinales.

Por último, está el contenido de tetrahidrocannabinol. THC es el componente psicoactivo de la marihuana -que es la molécula que le hace sentir "drogado"-, mientras que el cannabidiol (CBD) también tiene ciertas propiedades psicoactivas, pero no produce alucinaciones. Por definición legal, el cáñamo no puede tener más de un 0.3 por ciento de tetrahidrocannabinol (THC) en él. Entonces, para resumir:

El cáñamo tiene menos valor para usos medicinales, ya que sólo contiene alrededor de un cuatro por ciento de CBD y carece de muchos de los terpenos medicinales y flavonoides. También contiene menos del 0.3 por ciento de THC, lo que significa que no puede producir alucinaciones ni drogar. Sin embargo, para muchas enfermedades, THC es muy indicado y requerido. Así que, el CBD por si solo tiene mucho menos valor.

Cannabis es una potente medicina por sus cantidades elevadas de CBD (aproximadamente 10-20 por ciento), niveles críticos de terpenos medicinales, y flavonoides, así como THC en proporciones variables para varias enfermedades. Cuanto mayor sea el THC, más pronunciados serán sus efectos psicoactivos.

Comprar Cannabis Medicinal

En los estados donde la marihuana medicinal es legal, como en California, puede unirse a un grupo colectivo, que es una entidad jurídica que consiste en un grupo de pacientes que pueden cultivar y compartir medicamentos de cannabis entre ellos. Al suscribirse como miembro, usted obtiene el derecho a cultivar y compartir sus medicamentos. Cualquier persona de más 18 años o con el consentimiento de los padres en California puede obtener una carta recomendándole una tarjeta para el uso de cannabis medicinal o con consentimiento de un médico. No tiene que ser para una condición específica. En otros estados, las condiciones son muy específicas. En California, hay 12 condiciones mencionadas, pero luego dice "o cualquier otra condición que haya sido de mutuo acuerdo entre el médico y el paciente' Cual sea la razón, podrá darle acceso al cannabis."

Cuando el cannabis se inhala, se fuma, o evaporiza, sus efectos son rápidos y de corta duración. Por vía oral, su efecto es más impredecible y retrasado. Al ingerirla, puede necesitar hasta dos horas para hacer efecto, pero si se dosifica adecuadamente, puede tomar una dosis una vez al día con una medicina comestible.

Cuando se fuma, tan poco como 10 mg de CBD (cannabidiol), actúa como un importante supresor de apetito. También un excelente analgésico, en particular para el dolor de dientes cuando se aplica el aceite de cannabis por vía sublingual o directamente sobre el diente. El aceite de cannabis también puede ayudar a curar las quemaduras solares durante la noche. Igualmente, también es muy eficaz para los trastornos de ansiedad, sin causar ningún tipo de deficiencia mental o alucinaciones, al menos con dosis oral de 5mg de tetrahidrocannabinol (THC). Las dosis más elevadas de 10 y 20 mg sí lo hacen, así que tomar de 50-100 mg de THC oral podría ocasionarle serios problemas. La paranoia es el efecto secundario más común. La sobredosis también puede producir náuseas y vómitos.

Hay una reciente información que indica que el CBD ayuda a proteger la capa epigenética del ADN, algo importante para todas las toxinas que tenemos en nuestro medio ambiente.

La mala reputación de la Marihuana

Lo que pasó en los años 60 y 70 fue que, debido a los psicodélicos, los cambios en la guerra de Vietnam y la guerra de los medicamentos con Nixon, los tipos de cepas que estaban disponibles y la demanda, cambió. Antes de que lo supiéramos, el CBDfue criado fuera de la planta.

Como resultado de que los cultivadores produjeron CBD, la marihuana fue conocida principalmente como una planta alucinógena. Sus propiedades y usos medicinales originales en gran parte empezaron a disminuir.

Causas de la difamación hacia la marihuana

Fumar marihuana alguna vez fue visto como un acto de disidencia política en contra de la guerra de Vietnam, y al volver atrás en la historia acerca de lo que el presidente Nixon hacía en ese momento, cabe concluir que una de las razones por las que la marihuana estuvo tan focalizada fue para deshacerse de los hippies.

La marihuana se convirtió en el eje de la batalla social de la época, y el gobierno de los Estados Unidos buscó un medio para sacar a ciertos tipos de personas de la sociedad y qué mejor manera que arrestarlos y ponerlos en la cárcel. No quería que las personas pudieran cambiar su forma de pensar y cuestionar las cosas.

Las compañías farmacéuticas

El hecho de la cuestión es que, las compañías farmacéuticas tienen el mandato legal de cambiar, utilizar o prohibir, una sustancia médica que genere ganancias. Esto en sí mismo podría crear situaciones en las que los beneficios adquieren una mayor importancia que los beneficios médicos reales. Por otra parte, cuando un laboratorio selecciona un producto medicinal para desarrollarlo, ese producto no es necesariamente lo que más se necesita, sino lo que proporcionará una mayor ganancia. La marihuana, además, y al igual que ocurre con el resto de plantas medicinales, no puede ser patentada. Los beneficios serían universales.

Hay ahora multitud de opciones no farmacéuticas, no patentables, más holísticas y de apoyo, tales como los nutrientes y las terapias de la mente no psiquiátricas, así como los ejercicios y multitud de plantas medicinales que proporcionan equilibrio hormonal y el apoyo de los neurotransmisores. Así que en lugar de tomar Prozac, ¿qué tal un 5-hidroxitriptofano (5-HTP)? Esas son las cosas en las que los médicos alternativos y naturópatas trabajan y están tan familiarizados. Por eso y solamente por eso, se pretende apartarlos de las opciones médicas actuales.

Hace cinco años, los médicos de California y otros grupos de todo el mundo, en realidad no sabían si era posible encontrar cepas ricas en CBD, pero sí es posible. Ahora hay muchas variedades diferentes de ella y se siguen creando nuevas cepas ricas en CBD cada mes o dos. Estos genes de plantas no han visto la luz del día durante mucho tiempo.

CBD actualmente es una sustancia controlada, lo que significa:

El medicamento u otra sustancia tienen un alto potencial de abuso.

El uso del medicamento u otra sustancia no se han aceptado actualmente para el tratamiento en los Estados Unidos.

Hay una falta de seguridad aceptada para el uso del medicamento u otra sustancia bajo control médico.

No hay duda de que el CBD tiene que ser cambiado, ya que cada uno de estos tres puntos están descaradamente mal. El cannabis debe ser desprogramado por completo, ya que una planta realmente no pertenece a ningún programa de una sustancia controlada.

A medida que las plantas maduran, las flores se hacen cada vez más oscuras. Hay un momento tradicional de cuándo se tienen que cosechar. Se puede hacer una medicina más sedante al dejarla en la vaina tres semanas más y dependiendo del tiempo que se deje crecer, el medicamento es notablemente diferente.

Precaución: La marihuana sintética no solamente carece de componentes curativos, sino que también le pone en riesgo de graves efectos secundarios, como derrame y daño cerebral, problemas renales y cardíacos, psicosis aguda, taquicardia e hipopotasemia.

USOS CONTRASTADOS EMPÍRICAMENTE

La historia de la marihuana se remonta al 2737 a.C., a China, concretamente en tiempos del emperador chino ShenNung, pues los médicos de entonces empleaban la hierba por sus efectos psicoactivos. Posteriormente, se vio sus buenos efectos en el reumatismo, la gota, la malaria y la depresión, así como para desintoxicar de algunos venenos. Poco a poco, su uso se extendió de China a la India, y luego al norte de África, y llegó a Europa ya en 500 d.C., incluyéndose en la Farmacopea de los Estados Unidos desde 1850 hasta 1942, preferentemente para aliviar los dolores del parto, náuseas, y reumatismo.

Desde esa época hasta la década de 1930, el cannabis comenzó a hacerse famoso también con fines recreativos, lo que contribuyó a su divulgación. A medida que la ingesta de este fármaco aumentó con el tiempo, la Ley de Sustancias Controladas de 1970 la clasificó como un medicamento programado, aunque hubo muchos médicos detractores por su efecto adictivo y psicotrópico. Nada que otros medicamentos similares no tuvieran, pero la posibilidad de su uso libre molestó a la industria del medicamento. En 1966 se aisló su ingrediente activo THC y se sintetizó, por lo que fue aprobado por la Administración de Alimentos y Medicamentos de los Estados Unidos en 1985.

Tuvieron que pasar varios años, hasta 1999, cuando en un estudio patrocinado por el gobierno de los EE. UU., se descubrieron las propiedades beneficiosas de la marihuana en ciertas afecciones médicas como las náuseas causadas por la quimioterapia y el desgaste causado por el SIDA. Desde 1999, se descubrieron sus propiedades antidolorosas. Por eso se legalizó con fines médicos y al menos 24 estados poseen una legislación adecuada sobre su uso. California se convirtió en el primer estado en legalizar el uso de la marihuana para fines médicos.

Usos de la marihuana medicinal

Los usos médicos de la marihuana incluyen usos estudiados y aprobados y otros no aprobados. En una encuesta de investigación reciente, las razones más comunes por las que las personas usan la marihuana medicinal son por:

dolor,

ansiedad,

depresión,

espasticidad muscular, y

enfermedades inflamatorias del intestino, como la enfermedad de Crohn.

Marihuana medicinal

Hay más de 60 estudios de investigación revisados por pares que examinan los beneficios de la marihuana medicinal. El 68% de estos estudios encontraron beneficios, mientras que en el 8% no encontraron ninguno. El 23% de los estudios no fueron concluyentes o neutros. La mayoría de las investigaciones se han llevado a cabo con el compuesto CBD.

Los beneficios de la marihuana medicinal se pueden atribuir a la unión al sistema endocannabinoide. Esto tiene muchos efectos incluyendo:

Modulando el sistema inmune,

promoviendo la neuroplasticidad,

modulación emocional y cognitiva que incluye aprendizaje y motivación, apetito, función vascular y función digestiva.

Los siguientes beneficios del cannabis han sido documentados en todo el mundo por varios organismos médicos y gubernamentales.

Sensación de bienestar

Mayor sociabilidad

Relajante muscular

Efecto analgésico

Estimulación del apetito

Efecto antiemético

Efecto anticonvulsivo

Baja presión intraocular

Enfermos a tratar

Se ha visto que los tumores prácticamente desaparecen en algunos pacientes que no utilizan ninguna terapia excepto por tomar 40 a 60 miligramos de cannabinoides al día. Sin embargo, lo más común es que en pacientes con cáncer, haya disminución de tumores, o de metástasis. A veces, los tumores se encogen o desaparecen, resurgiendo en otras áreas meses más tarde, y luego disminuyen o desaparecen otra vez. Otras dolencias comunes que se están tratados con cannabis incluyen:

Trastornos del humor

Trastornos de dolor

Trastornos neurológicos degenerativos tales como la distonía

Esclerosis múltiple

Enfermedad de Parkinson

Trastorno de estrés postraumático

Trastornos convulsivos.

Algunos pacientes con distonía con graves espasmos miofasciales fueron capaces de volver a la vida normal después de tomar dos miligramos de toda la planta tres veces al día durante un poco más de una semana. Esto es bastante sorprendente, teniendo en cuenta que cada uno de ellos había pasado más de una década realizándose neurocirugías y tomando múltiples medicamentos. El problema es encontrar la dosis terapéutica exacta.

Hay Centros de Acceso del paciente que han creado un spray bucal de dosis consistente. Sin embargo, hay pacientes, en gran parte debido a la falta de educación sobre el medicamento, que podrían estar tomando dosis de 10, o incluso 100 veces más altas que las que realmente necesitan para tratar su dolencia. Desafortunadamente, muchos médicos tienen miedo de recomendar dosis, por temor a las repercusiones sociales.

Hay una noción falsa de que los médicos no pueden recomendar dosis debido a que la ley federal se los impide, ya que es una participación ilícita. El problema es que no se administran según el peso corporal. Hoy en día tenemos niños con trastornos convulsivos, y si vemos las encuestas, en general, la dosis media es de 37 miligramos (de toda la planta de CBD) por día, y no hay ninguna relación con el tamaño del cuerpo.

Cáncer

Entre las investigaciones más interesantes se encuentra la del cáncer. El cannabis no solo ayuda a lidiar con los desagradables efectos secundarios de la quimioterapia tradicional (incluyendo el dolor, náuseas e insomnio), sino que parece ser un agente natural como quimioterapia por sí solo.

Los investigadores han descubierto que el cannabis es proapoptótico, lo que significa que desencadena el suicidio celular de las células cancerígenas, mientras que deja intactas a las células sanas y, es antiangiogénico, lo cual indica que interrumpe el suministro sanguíneo hacia el tumor.

Decenas de estudios señalan la efectividad de la marihuana contra muchos diferentes tipos de cáncer. Por ejemplo, los investigadores de Harvard descubrieron que el THC disminuye el desarrollo tumoral del cáncer de pulmón, mientras que reduce significativamente su capacidad de propagación.

La marihuana reduce la velocidad y detiene la propagación de las células cancerosas.

En un estudio publicado en la revista Molecular Cancer Therapeutics, se afirma que el Cannabidiol tiene la capacidad de detener el cáncer al desactivar el gen Id-1. En 2007, investigadores del California Pacific Medical Center en San Francisco informaron que el CBD podría evitar la propagación del cáncer. Los investigadores experimentaron con células de cáncer de mama en el laboratorio que tenían un alto nivel de Id-1 y las trataron con cannabidiol. El resultado fue bastante positivo, las células tenían una expresión de Id-1 disminuida y eran esparcidores menos agresivos. De hecho, la Asociación Estadounidense para la Investigación del Cáncer ha descubierto que la marihuana realmente funciona para frenar el crecimiento tumoral en el cerebro, los senos y los pulmones de forma considerable.

Quimioterapia

Reduce el dolor intenso y las náuseas de la quimioterapia y estimula el apetito.

Uno de los usos más comunes de la marihuana medicinal es para las personas que reciben quimioterapia. Los pacientes de cáncer que pasan por la quimioterapia sufren dolores intensos, náuseas dolorosas, vómitos y pérdida del apetito, lo que puede complicar aún más la salud.

Espasmos musculares

Una afección llamada aleteo diafragmático mioclono (enfermedad de Leeuwenhoek) causa espasmos sin parar en los músculos abdominales que no solo son dolorosos, sino que interfieren con la respiración y el habla. La marihuana medicinal es adecuada porque otros medicamentos muy fuertes no pudieron tratarlo adecuadamente y fumar marihuana es capaz de calmar los ataques casi de inmediato, relajando los mucles del diafragma también.

Náuseas y vómitos

El tratamiento de los efectos secundarios asociados con la terapia antineoplásica es la indicación de los cannabinoides que ha sido más documentada, con cerca de 40 estudios (THC, nabilona, otros análogos de THC, cannabis). La mayoría de los ensayos se realizaron en la década de 1980. El THC tiene que dosificarse de manera relativamente alta, de modo que los efectos secundarios resultantes pueden ocurrir comparativamente con frecuencia. El THC fue inferior a la dosis alta de metoclopramida en un estudio. No hay comparaciones de THC con los antagonistas de serotonina modernos.Algunas investigaciones recientes han demostrado que el THC en dosis bajas mejora la eficacia de otros medicamentos antieméticos si se administran conjuntamente. En la medicina popular, los cannabinoides son populares y se usan a menudo en otras causas de náuseas, como el SIDA y la hepatitis.

Anorexia y caquexia

Se observa un efecto potenciador del apetito del THC con dosis diarias divididas que totalizan 5 mg. Cuando sea necesario, la dosis diaria puede aumentarse a 20 mg. En un estudio a largo plazo de 94 pacientes con SIDA, el efecto estimulante del apetito del THC continuó durante meses, confirmando la mejora del apetito observada en un estudio más corto de 6 semanas. El THC duplicó el apetito en una escala analógica visual en comparación con el placebo. Los pacientes tienden a mantener un peso corporal estable en el transcurso de siete meses. También se informó una influencia positiva en el peso corporal en 15 pacientes con enfermedad de Alzheimer que anteriormente rechazaban alimentos.

Estrés postraumático

La marihuana está aprobada para tratar el TEPT en algunos estados de América. Este problema puede desarrollarse después de cualquier evento que haga temer por la seguridad. La mayoría de las personas asocian el TEPT con violaciones o soldados con cicatrices de batalla, y el combate militar es la causa más común en los hombres. El Departamento de Salud y Servicios Humanos del gobierno de los EE. UU., aprueba incorporar marihuana ahumada o vaporizada que ayudan a controlar el sistema que causa miedo y ansiedad en el cuerpo y el cerebro.

Derrame cerebral

La investigación de la Universidad de Nottingham muestra que el cannabis puede ayudar a proteger el cerebro del daño causado por un accidente cerebrovascular al reducir el tamaño del área afectada. Esta no es la única investigación que ha demostrado efectos neuroprotectores del cannabis y algunas investigaciones muestran que la planta puede ayudar a proteger el cerebro después de otros eventos traumáticos, como conmociones cerebrales.

Protege al cerebro de la conmoción cerebral y el trauma

Un estudio reciente en la revista Cerebral Cortex mostró posibilidades de que la marihuana pueda ayudar a sanar el cerebro después de una conmoción cerebral u otra lesión traumática. Puede reducir los hematomas del cerebro y ayuda con los mecanismos de curación después de una lesión traumática. El profesor Lester Grinspoon, profesor emérito de psiquiatría y marihuana de Harvard, escribió una carta abierta al comisionado de la NFL, Roger Goodall, diciendo que la NFL debería financiar la investigación sobre la capacidad de la planta de marihuana para proteger el cerebro. "Ya muchos médicos e investigadores creen que la marihuana tiene propiedades neuroprotectoras increíblemente poderosas, una comprensión basada tanto en el laboratorio como en los datos clínicos".

Lupus

La marihuana medicinal se usa para tratar el trastorno autoinmune Lupus eritematoso sistémico, que es cuando el cuerpo comienza a atacarse a sí mismo por razones desconocidas. Se cree que algunos químicos presentes en el cannabis son responsables de calmar el sistema inmune, que tal vez sea la razón para ayudar a tratar los síntomas del Lupus. El resto del impacto positivo de la marihuana probablemente proviene de los efectos del dolor y las náuseas.

Espasticidad

En muchos ensayos clínicos con THC, nabilona y cannabis, se ha observado un efecto beneficioso sobre la espasticidad causada por la esclerosis múltiple o la lesión de la médula espinal. Entre otros síntomas de influencia positiva se encuentran dolor, parestesia, temblor y ataxia. En algunos estudios, se observó un mejor control de la vejiga. También hay alguna evidencia anecdótica de un beneficio del cannabis en la espasticidad debido a las lesiones del cerebro.

Trastornos del movimiento

Hay algunos informes anecdóticos positivos de la respuesta terapéutica al cannabis en el síndrome de Tourette, la distonía y la discinesia tardía. El uso en el síndrome de Tourette se está investigando actualmente en estudios clínicos. Muchos pacientes logran una mejora modesta, sin embargo, algunos muestran una respuesta considerable o incluso un control completo de los síntomas. En algunos pacientes con EM (esclerosis múltiple), se han observado beneficios en la ataxia y la reducción del temblor después de la administración de THC. A pesar de los informes positivos ocasionales, no se ha encontrado un éxito objetivo en el parkinsonismo o la enfermedad de Huntington. Sin embargo, los productos de cannabis pueden ser útiles en la discinesia inducida por levodopa en la enfermedad de Parkinson sin empeorar los síntomas primarios.

Dolor

La marihuana medicinal podría ayudar a detener el número de muertes por analgésicos narcóticos.

Otra área donde el cannabis podría representar una gran esperanza es en el tratamiento del dolor. En la actualidad, las sobredosis de analgésicos narcóticos son la principal causa de muerte entre los habitantes de los Estados Unidos que son menores de 50 años de edad, y durante décadas los productos farmacéuticos en general han estado entre las principales causas de muerte del país.

De acuerdo con la Dra. Margaret Gedde, dueña y fundadora de Gedde Whole Health, y el Instituto de Medicina sobre el Cannabis de los profesionales clínicos, la investigación confirma claramente que el cannabis es más seguro y menos tóxico que muchos otros medicamentos recetados.

Esto incluye a la intoxicación hepática y renal, daño gastrointestinal, lesiones nerviosas y muerte. Asimismo, a menudo los cannabinoides pueden funcionar donde los medicamentos farmacéuticos fallan, por lo que el cannabis no solo es más seguro, sino que también es más eficaz.

Además de tratar convulsiones intratables, una de las áreas más fuertes de investigación sobre los beneficios para la salud de la marihuana es el control del dolor.

En 2010, el Centro de Investigación del Cannabis Medicinal publicó un informe sobre 14 estudios clínicos acerca del uso de marihuana para el dolor, la mayoría estaban aprobados por la FDA, eran doble ciego y controlados por placebo. El informe reveló que la marihuana no solo controlaba el dolor, sino que, en muchos casos, funcionaba mejor que las alternativas farmacéuticas.

Si compara los opioides con la marihuana, indudablemente esta última es más segura. A diferencia de los opioides, una sobredosis de cannabis no le matará porque no hay receptores de cannabinoides en el tallo cerebral -la región del cerebro que controla los latidos cardiacos y respiración.

Más aún, se ha demostrado que la marihuana alivia los síntomas de abstinencia en las personas que intentan dejar los opioides, los cuales son extremadamente adictivos. En los estados donde la marihuana medicinal es legal, las muertes por sobredosis de opioides han disminuido en un promedio de 20 % después de un año, 25 % después de dos años y hasta 33 % después de cinco y seis años.

Grandes estudios clínicos han demostrado propiedades analgésicas de los productos de cannabis. Entre las posibles indicaciones están el dolor neuropático debido a la esclerosis múltiple, el daño del plexo braquial y la infección por VIH, dolor en la artritis reumatoide, dolor por cáncer, dolor de cabeza, dolor menstrual, inflamación crónica del intestino y neuralgias. La combinación con opioides es posible.

Glaucoma

Según el Instituto Nacional del Ojo de EE.UU., la marihuana reduce la presión dentro del ojo. "Los estudios realizados a principios de la década de 1970 mostraron que la marihuana, cuando se fumaba, reducía la presión intraocular (PIO) en personas con presión normal y aquellos con glaucoma".

Estos efectos del medicamento pueden prevenir la ceguera.

En 1971, durante una investigación sistemática de sus efectos en consumidores de cannabis sanos, se observó que el cannabis reduce la presión intraocular. En los siguientes 12 años se llevaron a cabo una serie de estudios en individuos sanos y pacientes con glaucoma con cannabis y varios cannabinoides naturales y sintéticos. Los resultados fueron que el cannabis disminuye la presión intraocular en un promedio del 25-30%, ocasionalmente hasta el 50%. Algunos cannabinoides no psicotrópicos y, en menor medida, algunos constituyentes no cannabinoides de la planta de cáñamo, también disminuyen la presión intraocular.

Epilepsia

Controla la convulsión epiléptica.

Un estudio de 2003 mostró que el uso de la marihuana puede controlar las convulsiones epilépticas.

El Dr. Robert J. DeLorenzo, de Virginia Commonwealth University, le dio extracto de marihuana y marihuana sintética a ratas epilépticas y las convulsiones se detuvieron en aproximadamente 10 horas. Se descubrió que el THC controlaba las convulsiones al unir las células cerebrales responsables de controlar la excitabilidad y regular la relajación.

El uso en epilepsia se encuentra entre las indicaciones más antiguas de cannabis. Los experimentos con animales proporcionan evidencia de los efectos antiepilépticos de algunos cannabinoides. La actividad anticonvulsiva de la fenitoína y el diazepam ha sido potenciada por el THC. Según algunos informes de casos del siglo XX, algunos pacientes epilépticos continúan utilizando cannabis para controlar un trastorno convulsivo que de otro modo sería inmanejable. No obstante, el consumo de cannabis ocasionalmente puede precipitar convulsiones.

Tabaco y salud pulmonar

Según lo publicado en el Journal of the American Medical Association, la marihuana mejora las funciones pulmonares e incluso aumentaba la capacidad pulmonar. Se cree que este aumento de la capacidad pulmonar se debe a las respiraciones profundas que se toman al inhalar la droga, y no a partir de una sustancia química terapéutica presente en la droga.

Asma

Los experimentos que examinan el efecto antiasmático del THC o el cannabis datan principalmente de la década de 1970, y son todos estudios parciales. Los efectos de un cigarrillo de cannabis (2% de THC) o THC oral (15 mg), respectivamente, corresponden aproximadamente a los obtenidos con dosis terapéuticas de fármacos broncodilatadores comunes (salbutamol, isoprenalina). Dado que la inhalación de productos de cannabis puede irritar las membranas mucosas, sería preferible la administración oral u otro sistema alternativo de administración. Muy pocos pacientes desarrollaron broncoconstricción después de la inhalación de THC.

Dependencia y retiro

Según los informes históricos y modernos de casos, el cannabis es
un buen remedio para combatir la abstinencia con dependencia de
las benzodiazepinas, los opiáceos y el alcohol. Por esta razón,
algunos se han referido a él como un medicamento de puerta de
enlace. En este contexto, tanto la reducción de los síntomas de
abstinencia física como el estrés relacionado con la interrupción
del abuso de drogas, pueden desempeñar un papel en los beneficios
observados.

Síntomas psiquiátricos

Se ha observado una mejora del estado de ánimo en la depresión
reactiva en varios estudios clínicos con THC. Hay informes de
casos adicionales que afirman el beneficio de los cannabinoides en
otros síntomas y enfermedades psiquiátricas, como trastornos del
sueño, trastornos de ansiedad, trastornos bipolares y
distimia. Varios autores han expresado diferentes puntos de vista
sobre los síndromes psiquiátricos y el cannabis. Mientras que
algunos enfatizan los problemas causados por el cannabis, otros
promueven las posibilidades terapéuticas. Es muy posible que los
productos de cannabis sean beneficiosos o perjudiciales,
dependiendo del caso particular. El médico tratante y el paciente
deben estar abiertos a un examen crítico del tema y una franqueza
a ambas posibilidades.

Ansiedad

En 2010, investigadores de la Universidad de Harward sugirieron
que algunos de los beneficios del fármaco podrían producir una
reducción de la ansiedad, lo que mejoraría el estado de ánimo del
fumador y actuaría como un sedante en dosis bajas. Sin embargo,
tenga en cuenta que las dosis más altas pueden aumentar la
ansiedad y ocasionar paranoia.

Pesadillas

Esto es un poco complicado porque involucra tanto efectos positivos como negativos. La marihuana perturba el ciclo del sueño al interrumpir las etapas posteriores del sueño REM. Sin embargo, en personas que sufren pesadillas serias, especialmente pacientes con TEPT, esto puede ser útil. Las pesadillas y otros sueños ocurren durante esas mismas etapas de sueño. Al interrumpir el sueño REM, muchos de esos sueños pueden no ocurrir y hay una disminución de las pesadillas y la marihuana, y quizá tal vez sea una mejor ayuda para dormir que algunos otros medicamentos o incluso el alcohol, porque los dos últimos pueden tener efectos peores en el sueño.

Hepatitis C

Disminuye los efectos secundarios del tratamiento de la hepatitis C y aumenta la eficacia del tratamiento.

El tratamiento de la hepatitis C (interferón alfa, interferón alfa pegilado y rivabirina) tiene efectos secundarios graves, tan graves que muchas personas no pueden continuar su tratamiento. Los efectos secundarios van desde fatiga, náuseas, dolores musculares, pérdida de apetito y depresión, y duran meses.

Un estudio de 2006 descubrió que el 86% de los pacientes que usan marihuana terminaron con éxito sus terapias, mientras que solo el 29% de los no fumadores completaron sus tratamientos, tal vez porque la marihuana ayuda a disminuir los efectos secundarios de los tratamientos. El cannabis también ayuda a mejorar la efectividad del tratamiento y el 54% de los pacientes de Hepatitis C que fumaban marihuana, redujeron sus niveles virales y los mantuvieron bajos, en comparación con el único 8% de los no fumadores.

Enfermedades autoinmunes e inflamación

En varios síndromes dolorosos secundarios a procesos inflamatorios (por ejemplo, colitis ulcerativa, artritis), los productos de cannabis pueden actuar no solo como analgésicos, sino que también demuestran un potencial antiinflamatorio. Por ejemplo, algunos pacientes que usan cannabis relatan una disminución en su necesidad de medicamentos antiinflamatorios esteroideos y no esteroideos.Además, hay algunos informes de efectos positivos de la automedicación de cannabis en condiciones alérgicas. Todavía no está claro si los productos de cannabis pueden tener un efecto relevante en los procesos causantes de enfermedades autoinmunes.

Síndromes mixtos

Hay una serie de informes de pacientes positivos sobre afecciones médicas que no pueden asignarse fácilmente a las categorías anteriores, como prurito, hipo, ADS (síndrome de déficit de atención), hipertensión, tinnitus, síndrome de fatiga crónica, síndrome de piernas inquietas y otros. Varios cientos de posibles indicaciones de cannabis y THC han sido descritas por diferentes autores. Por ejemplo, 2,5 a 5 mg de THC fueron efectivos en tres pacientes con prurito debido a enfermedades hepáticas. Otro ejemplo es el tratamiento exitoso de un hipo crónico que se desarrolló después de una cirugía. Ningún medicamento fue eficaz, pero fumar un cigarrillo de cannabis eliminó por completo los síntomas.

Los productos de cannabis a menudo muestran muy buenos efectos en enfermedades con múltiples síntomas que abarcan dentro del espectro de efectos de THC, por ejemplo, en afecciones dolorosas que tienen un origen inflamatorio (p. Ej., Artritis) o se acompañan de aumento del tono muscular (p. Ej., Cólicos menstruales), lesión de la médula espinal, o en enfermedades con náuseas y anorexia acompañadas de dolor, ansiedad y depresión, respectivamente (p. ej., SIDA, cáncer, hepatitis C).

Enfermedades inflamatorias del intestino

Al igual que la enfermedad de Crohn, los pacientes con otras enfermedades inflamatorias del intestino, como la colitis ulcerosa, podrían beneficiarse del consumo de marihuana, según sugieren los estudios. En 2010, investigadores de la Universidad de Nottingham descubrieron que los productos químicos de la marihuana, incluido el THC y el cannabidiol, interactúan con las células del cuerpo que desempeñan un papel importante en la función intestinal y el sistema inmunitario. El THC, al igual que los químicos fabricados por el cuerpo, aumenta la permeabilidad de los intestinos, lo que permite la entrada de bacterias. Los cannabinoides derivados de las plantas en la marihuana bloquean estos cannabinoides corporales, deteniendo esta permeabilidad y estrechan los enlaces intestinales.

Enfermedad de Crohn

El cannabis puede mejorar la enfermedad de Crohn, un trastorno inflamatorio intestinal que causa dolor, vómitos, diarrea, pérdida de peso y más. En un estudio redujo considerablemente los síntomas de la enfermedad de Crohn en 10 de 11 pacientes y provocó la cancelación completa de la enfermedad en cinco de esos pacientes.

Por supuesto, este es un estudio pequeño, pero otras investigaciones han mostrado resultados similares. Los cannabinoides del cannabis parecen ayudar al intestino a controlar las bacterias y la función intestinal.

Enfermedad de Parkinson

Estudios recientes en Israel muestran que fumar marihuana reduce notablemente los dolores y temblores, y mejora el sueño de los pacientes con enfermedad de Parkinson. Lo que impresionó de la investigación fue la mejora de las habilidades motoras finas entre los pacientes.

Previene el Alzheimer

El THC, ingrediente activo presente en la marihuana, desacelera la progresión de la enfermedad de Alzheimer, según descubrió un estudio de 2006 del Instituto de Investigación Scripps. El THC ralentiza la formación de placas amiloides al bloquear la enzima en el cerebro que las produce. Estas placas matan las células del cerebro y potencialmente conducen a la enfermedad de Alzheimer.

Esclerosis múltiple

En un estudio publicado en la Asociación Médica Canadiense, se afirma que el Dr. JodyCory Bloom estudió a 30 pacientes con esclerosis múltiple con contracciones dolorosas en sus músculos. Estos pacientes no respondieron a otros medicamentos, pero después de fumar marihuana durante unos días, informaron que tenían menos dolor.

Artritis

En 2011, los investigadores informaron que el cannabis reduce el dolor y la inflamación, y promueve el sueño, lo que puede ayudar a aliviar el dolor y la incomodidad de las personas con artritis reumatoide.

Investigadores de las unidades de reumatología de varios hospitales les dieron a sus pacientes Sativex, un medicamento para aliviar el dolor basado en cannabinoides. Después de dos semanas, los pacientes tratados tuvieron una reducción significativa del dolor y mejoraron la calidad del sueño en comparación con los usuarios de placebo.

Síndrome de Dravet

Esta enfermedad causa convulsiones y retrasos severos en el desarrollo. El Dr. SanjayGupta, reconocido corresponsal médico principal de la CNN, trató a una niña afectada de cinco años,

Charlotte Figi, con una cepa de marihuana medicinal rica en cannabidiol y baja en THC. Según el documental, la droga disminuyó sus ataques de 300 por semana a solo uno cada siete días. Otros cuarenta niños usan el mismo medicamento y también les ha ayudado. Los médicos que recomiendan este medicamento dicen que el cannabidiol en la planta interactúa con las células del cerebro para calmar la hiperactividad que causa las convulsiones.

CAPÍTULO 9

EFECTOS SECUNDARIOS

Tolerancia y farmacodependencia

Desarrollo de la sensibilización resultante de la transformación del THC en 11-hidroxi-THC más activo por el hígado.

Poca tolerancia entre usuarios ocasionales.

Tolerancia significativa si las dosis y la frecuencia de uso son altas.

Dependencia física mínima.

La dependencia psicológica puede ser significativa.

Síntomas de abstinencia: ansiedad, inquietud, nerviosismo, irritabilidad, insomnio, disforia, aumento de reflejos, dolores de cabeza, sudoración, pérdida de apetito, náuseas y calambres intestinales.

Precauciones

Hay investigaciones en la bibliografía médica que sugieren que los jóvenes que ya tienen una tendencia a la esquizofrenia parecen recibir antes un diagnóstico de esquizofrenia, si han utilizado marihuana.

Sin embargo, todavía no está claro si el THC realmente causa o desencadena la esquizofrenia. Dicho lo anterior, las personas que tienen antecedentes familiares de esquizofrenia deberían tomar precauciones y trabajar en estrecha colaboración con un médico experimentado, si deciden probar la marihuana medicinal.

Probablemente la mayor preocupación es simplemente que, en el cerebro en desarrollo de los jóvenes, hasta la edad de 25 años, los cannabinoides actúan sobre el cerebro. Al parecer THC podría cambiar el desarrollo cerebral de tal manera que -cuando una persona se encuentra en sus 20s- esa persona tendría un nivel más bajo de función ejecutiva, donde sería capaz de planificar y organizar, y tendría un coeficiente intelectual un poco más bajo.

También, ayuda a normalizar la presión arterial, aunque esto no es una indicación médica válida para el uso médico del cannabis y no se debe mezclar con los medicamentos hipotensores.

Las convulsiones son una clásica indicación de uso, pero es necesario tener mucho cuidado con la dosificación, cuando se trata de convulsiones, ya que el CBD exacerbará las convulsiones.

Efectos Secundarios del Cannabis Medicinal

La Dra. Margaret Gedde, una médica capacitada en Stanford, con un PhD en patología, e investigadora galardonada que se especializa en el uso terapéutico del cannabis, dice que la única preocupación que debería tener acerca de la marihuana medicinal es la psicoactividad del THC o su capacidad para hacerle sentir "drogado". Aunque en algunos casos, el THC también podría ser beneficioso, especialmente en pacientes que sufren dolores severos.

Generalmente, el cannabis es seguro de utilizar y se puede evitar los efectos secundarios al emplear formulaciones de cannabis altas en CBD y bajas en THC. Asimismo, debe considerar el riesgo generado por las diferentes versiones de marihuana sintética.

Recuerde que no puede sufrir una sobredosis por una hierba verdadera, pero puede sufrir una sobredosis por las versiones sintéticas, aunque sea en poca cantidad.

La mayoría de las personas no se dan cuenta lo peligrosa que puede ser la marihuana sintética. A diferencia de la marihuana medicinal, la versión sintética no solo carece de cualquier componente curativo, sino que también puede ponerle en riesgo de sufrir efectos secundarios graves, incluyendo:

Derrame cerebral, daño cerebral, convulsiones, problemas cardíacos, taquicardia, problemas renales, psicosis aguda, hipopotasemia.

Los efectos secundarios de la marihuana medicinal son mínimos cuando se usan en dosis bajas e incluyen:

Boca seca,

Fatiga,

En dosis altas:

Mareos,

paranoia, y

efectos psicoactivos que incluyen cambios de humor y alucinaciones.

Existen preocupaciones sobre los efectos adversos del cannabis entre los adolescentes, porque los riesgos son mayores para el cerebro inmaduro y el sistema neurológico. Las preocupaciones incluyen mayor riesgo de esquizofrenia y pérdida de IQ (coeficiente intelectual).

INTOXICACIÓN AGUDA DE CANNABIS

Sobredosis

Consumir una dosis demasiado elevada de THC, provoca ansiedad. También, podría causar náuseas, confusión y/o desorientación.

En casos severos, es posible que no sepa dónde o quién es. También, podría ocurrir una psicosis temporal, al consumir altas dosis de THC. Sin embargo, estos efectos son temporales y se resolverán una vez que su acción se desvanezca.

Estos efectos secundarios realmente son útiles, ya que ocasionan que el uso de cannabis sea autolimitado. Las personas no quieren sentirse mal, por lo que las dosis excesivas son automáticamente desalentadas, al crear reacciones adversas. Si una cantidad pequeña funciona, hay que buscar otra inferior. Podría comenzar con una cierta dosis. Conforme tome la misma todos los días, esto se acumulará entre tres y cuatro semanas, por lo que podría esperar y observar hasta donde le lleva el efecto de acumulación, antes de pasar al siguiente nivel.

Debido a que es un medicamento aceitoso, e interactúa con el cuerpo de una manera diferente, el cannabis podría acumularse en los tejidos grasos, con el tiempo. Conseguimos este efecto de acumulación, el cual es muy beneficioso.

De nuevo, eso es para que no utilice más de lo que necesita, sin tener efectos secundarios adicionales... Lo más importante que advertimos acerca de las dosis de THC demasiado elevadas, es que podrían causar deterioro y una experiencia muy incómoda o infeliz.

Efectos centrales:

Euforia, con sensación de bienestar y satisfacción

Sentimientos de calma y relajación

Locuacidad

Alegría que puede incluir risa contagiosa

Libertad de cuidados

Sociabilidad

Aumento de la autoconfianza

Percepción distorsionada del tiempo, el espacio y la autoimagen

Aumento del apetito (especialmente para alimentos dulces)

Aumento de la libido

Aumento de las percepciones sensoriales.

Efectos centrales colaterales

Deterioro de la memoria a corto plazo, atención y concentración

Capacidad alterada para completar tareas complicadas

Reflejos del equilibrio deteriorado y coordinación motriz (conducción afectada).

Poco frecuente:

Ansiedad

Mareo

Náusea

Convulsiones.

Efectos periféricos

Hipotensión ortostática

Taquicardia

Broncodilatación

Ojos rojos

Boca seca.

Sobredosis

Somnolencia

Desorientación

Confusión

Desorganización cognitiva

Alteración de juicio

Alucinaciones

Paranoia

Raramente, psicosis tóxica (especialmente entre individuos predispuestos).

Características de la progresión de efectos

Fumar cannabis:

Inicio muy rápido del efecto (algunos minutos)

Efecto máximo después de 30 minutos

Duración del efecto: de 2 a 4 horas (y efectos residuales).

Ingerir cannabis:

Inicio de efecto más lento

Efectos más progresivos y prolongados

Menos euforia.

Intervención en caso de intoxicación aguda

Calmar y tranquilizar al paciente

Desdramatizar la situación

Si es necesario, serene moderadamente con una benzodiacepina.

Importante saber:

Estos problemas no son potencialmente mortales

No hay antídoto para el cannabis y no hay tratamiento médico específico.

Efectos crónicos

Memoria deteriorada, atención y concentración (reversible).

Síndrome amotivacional: pasividad, disminución de la iniciativa, apatía, pérdida de interés.

Efecto variable sobre la función sexual (en algunos casos, disminución de la fertilidad en hombres y mujeres).

Problemas respiratorios que resultan de la inhalación

Faringitis, asma, bronquitis, enfisema

Más dañino que el tabaco porque el alquitrán contenido en el humo de cannabis contiene una mayor concentración de agentes carcinógenos, lo que resulta en un mayor riesgo de cáncer de pulmón

Disminución de la resistencia a la infección.

Teratogenicidad

El consumo excesivo de cannabis durante el embarazo puede perjudicar el desarrollo fetal

Posibilidad de muerte fetal, nacimiento prematuro, malformaciones orgánicas, retraso del crecimiento, toxicidad cardíaca y alteración del sistema inmune.

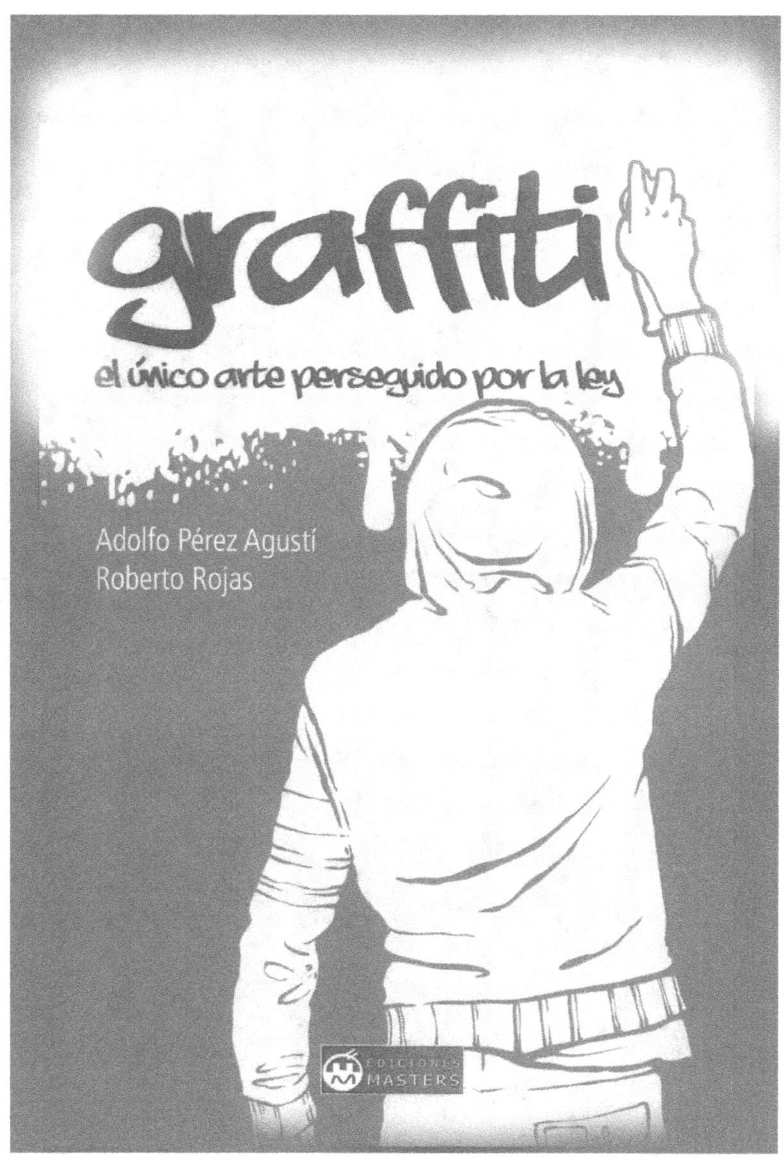
graffiti
el único arte perseguido por la ley
Adolfo Pérez Agustí
Roberto Rojas
EDICIONES MASTERS

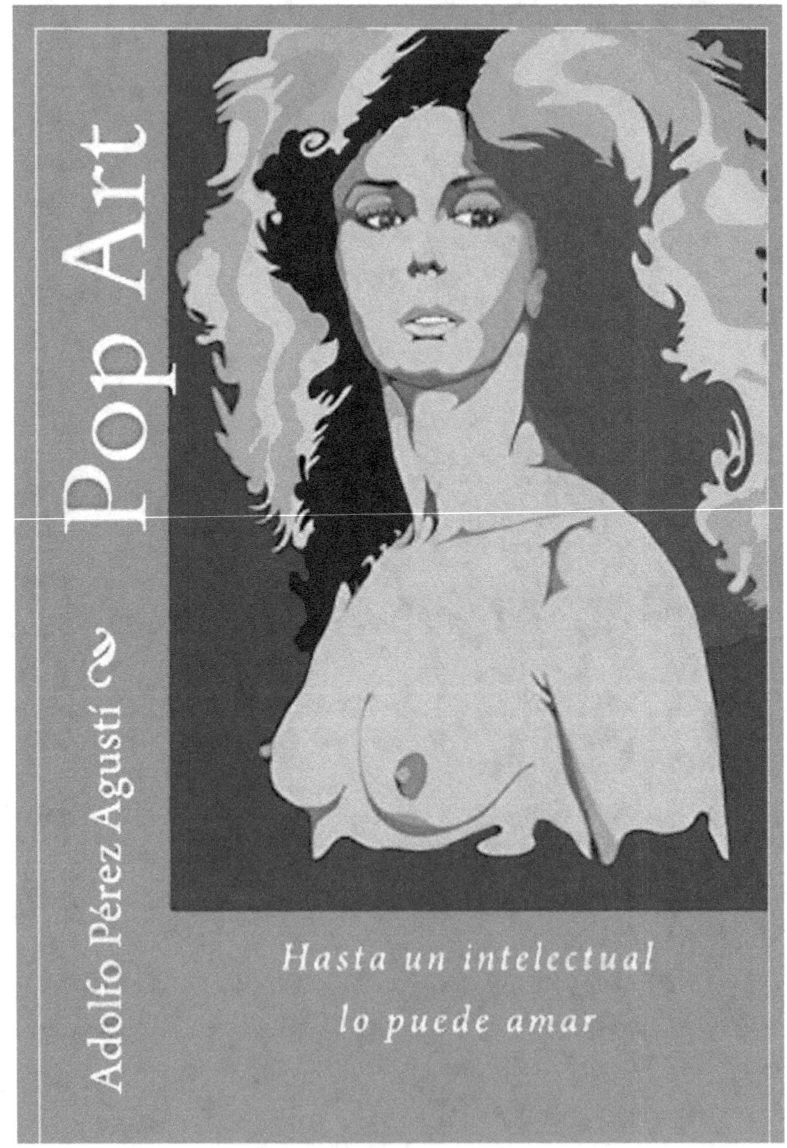

Adolfo Pérez Agustí
Pop Art
Hasta un intelectual
lo puede amar

PSICOLOGÍA de la SEXUALIDAD

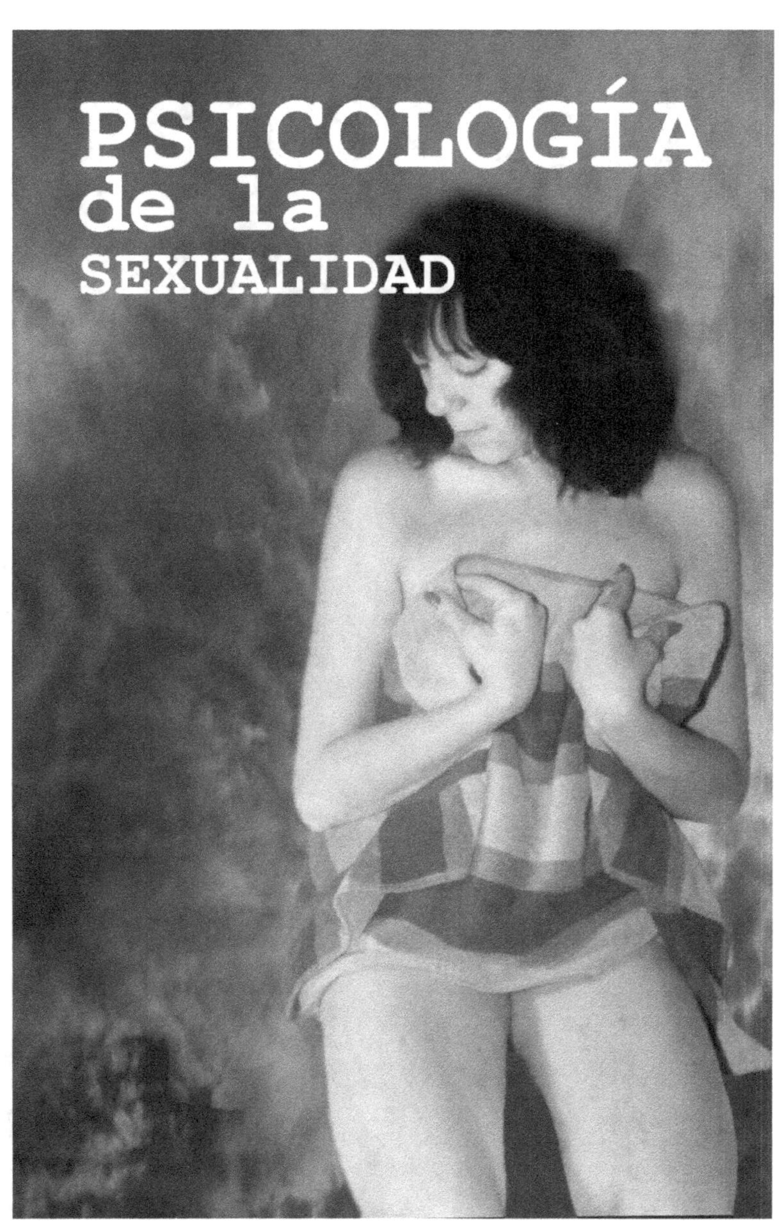

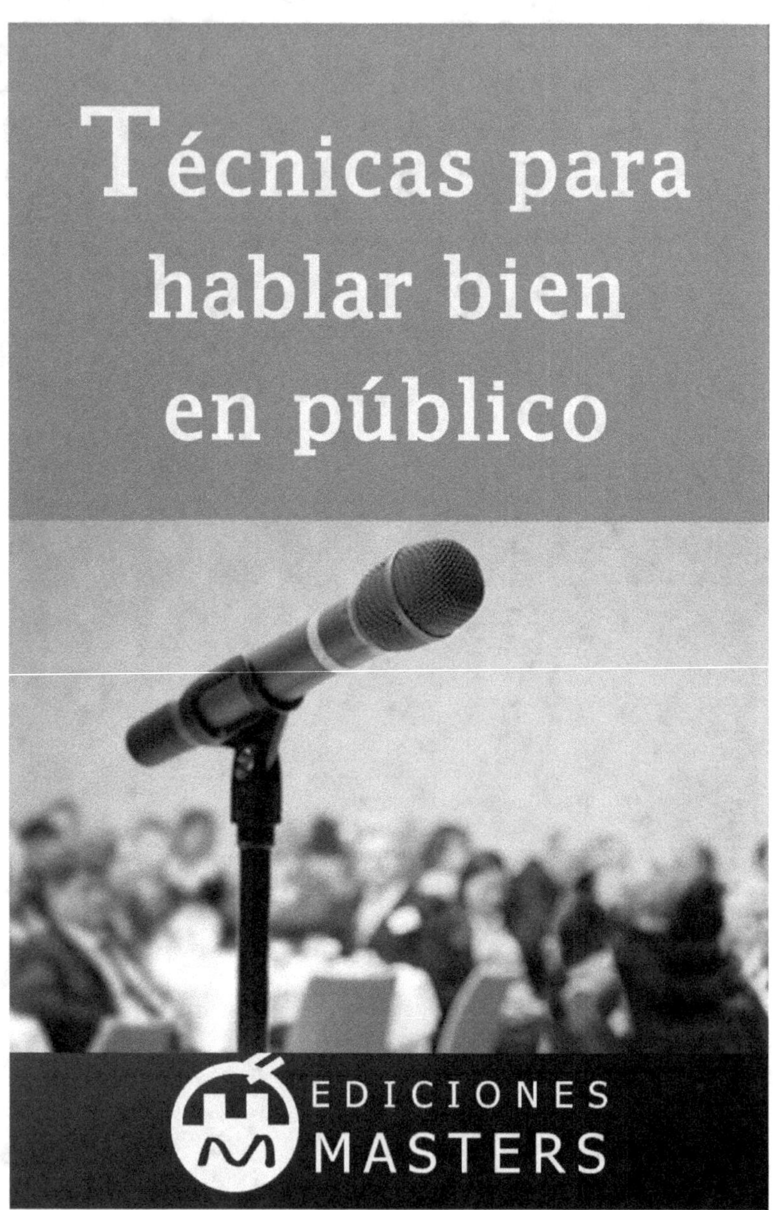

Técnicas para
hablar bien
en público
EDICIONES
MASTERS

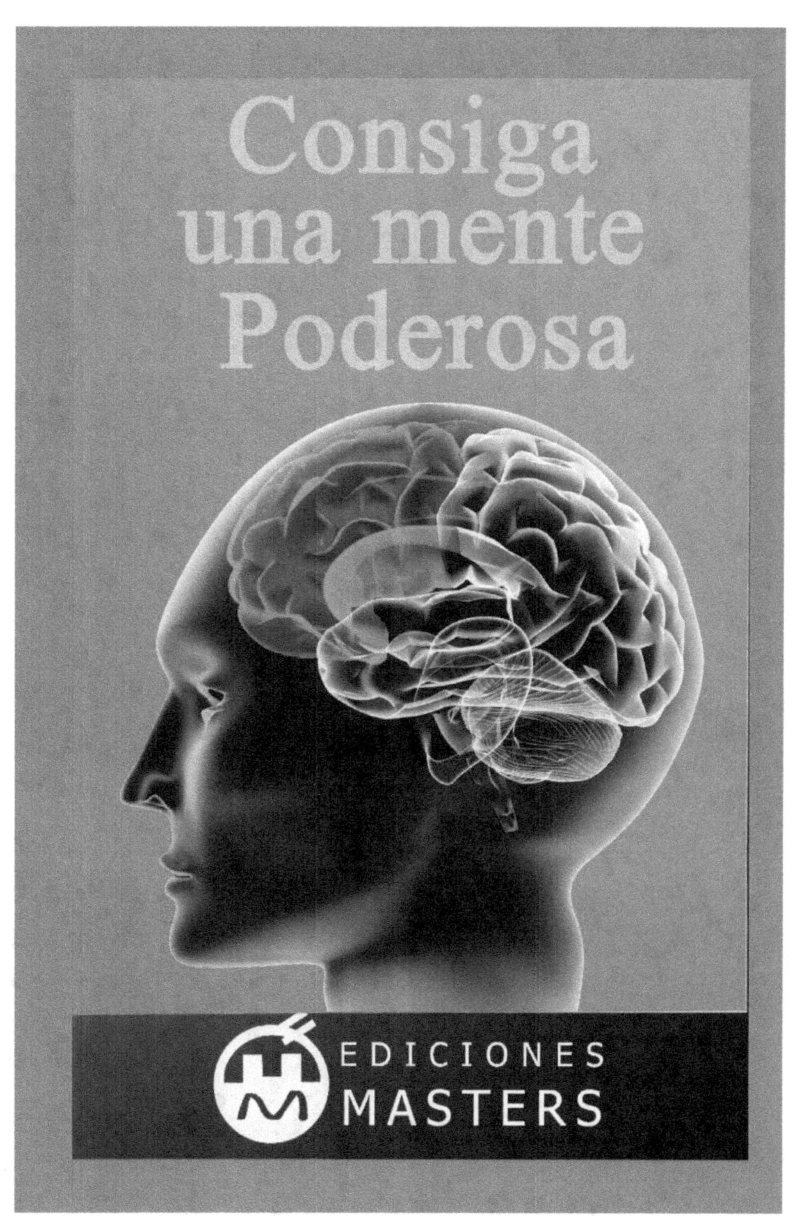
Consiga
una mente
Poderosa
EDICIONES
MASTERS

Ho'oponopono
y la
Ley de la atracción

EDICIONES MASTERS